JN428569

의료미용
중국어

이현옥 · 박현아

구민사 Technology Computer
www.kuhminsa.co.kr

PREFACE

한국 대중 문화의 열풍. 이것을 우리는 한류(韩流)라고 부른다.

한류의 영역은 더 이상 드라마, 영화, 가요에만 국한되지 않고 이젠 한국음식, 전자제품, 한국인들의 선호 성향까지 확장되고 있다.
한국을 방문하여 경험하게 되는 여러 관광 상품들 또한 점점 다양하게 변화하는 추세이며, 한국에서 유행하는 트렌드와 그 흐름을 배우고 알고 싶어 한국어를 배우는 외국인 역시 점점 증가하고 있다. 한국을 찾는 관광객 중 가장 많은 인구는 두말 할 것 없이 중국인이다. 그 중국인들이 최근 들어 한국의료 관광이라는, 이른바 "**중국의 성형한류**"는 매년 꾸준히 관광객수가 증가되고 있음을 볼 수 있다.

중국의 성형 한류가 시작된 이후 매년 꾸준히 관광객이 증가하고 있는 가운데 한국 의료 산업 또한 여러 방면으로 중국관광객의 유치를 힘쓰고 있다.
중국인들이 특별히 한국을 찾는 이유는 한국의 최첨단 의료기술과 훌륭한 의료진에 대한 신뢰감, 시술 후 관리와 만족감 등 때문이다. 이와 같은 성형 열풍으로 중국어가 능통한 인재들을 필요로 하거나 자체적으로 중국어 교육을 하고 있는 국내 병, 의원들이 많아지고 있다.

중국인들의 가장 큰 관심 분야로는 레이저, 쁘띠 시술과 같은 피부 미용시술, 성형수술, 헤어라인 교정 등이며 이러한 시술은 피부과, 성형외과, 최근 들어 모발이식 센터로의 발길로까지 끊임없이 이어지는 상황이다.
중국인들이 가장 원하는 시술에 대한 정확한 이해와 이후의 관리과정, 효과 등을 우리는 확실하게 설명할 필요가 있으며 그들의 이해를 도울 필요가 있다.

이런 사회의 전반적인 현실을 감안하여 20여 년 동안의 오랜 피부과, 성형외과 근무 경험을 바탕으로 다양한 피부과 시술과 진정관리법, 모발이식술, 모발이식 과정, 성형 수술, 메디컬 스킨케어 방법 그리고 각 시술들의 주의사항 및 수술 후 관리법 등 현장에서 실무자들이 꼭 알아야 하는 전문지식과 의료용어를 회화형식으로 분야별, 상황별로 나누어 실무자와 고객간의 대화로 구성하였으며 의료진들을 비롯하여 병원 피부관리사, 간호조무사, 두피관리사, 코디네이터, 매니저 등 현장에서 근무하는 실무자들이 최대한 쉽게 의료미용중국어를 접할 수 있도록 구성하였다.

중국인과 가장 쉽고 간편하게 그리고 정확한 대화를 위해 이 책의 번역은 가장 일상적이고 자연스러운 대화로 구성하였으며 의료미용의 꼭 필요한 필수단어를 이용하여 실무자들 또한 부담스럽지 않게 학습하도록 도왔다.

현 세대의 문화와 유행의 흐름을 바로 보고 고객에게 필요한 정보를 정확히 전달하는 것은 우리가 마땅히 준비해야 할 것이며 나아가 한국 의료 미용산업의 큰 발전을 줄 것이라 믿는다.

미용성형은 그 시대의 트렌드가 있으며 그 흐름에 맞는 기술, 시술이 있다. 이에 이 책은 현재 가장 많이 사용되는 의료, 미용성형의 대화들로 번역하였으며 간결하고 정확한 의사 소통을 돕기 위해 힘썼다.

마지막으로 전문 인력들을 위한 실무지침 도서로서 현장에서의 질 높은 고객응대와 실무 능력 향상, 외국인 고객을 위한 편리와 의료관광산업의 발전을 돕는데 조금이나마 도움이 되기를 희망하고 이 책이 나올 수 있도록 큰 도움을 주신 강남테마피부과 이학규 원장님, 조성인 원장님, 루트모발이식센터 이윤주 원장님, 디럭스성형외과 노상훈 원장님, 田燕선생님, 范鸿君선생님, 리순화 교수님, 单鑫, 도서출판 구민사 조규백 사장님, 김효섭 차장님, 그리고 관계자 및 테마가족 여러분들께 감사의 인사를 드립니다.

공동저자 **이현옥, 박현아**

CONTENT

PART 1 피부과 皮肤科 pífūkē

CONTENT

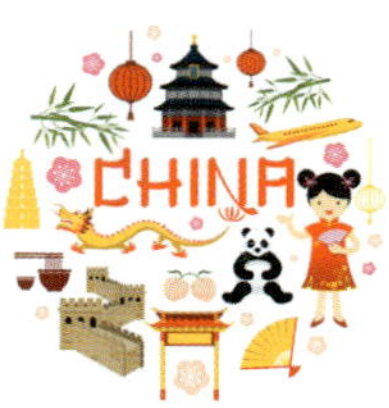

{ **QR코드**는 음성파일만 지원됩니다. }

성조

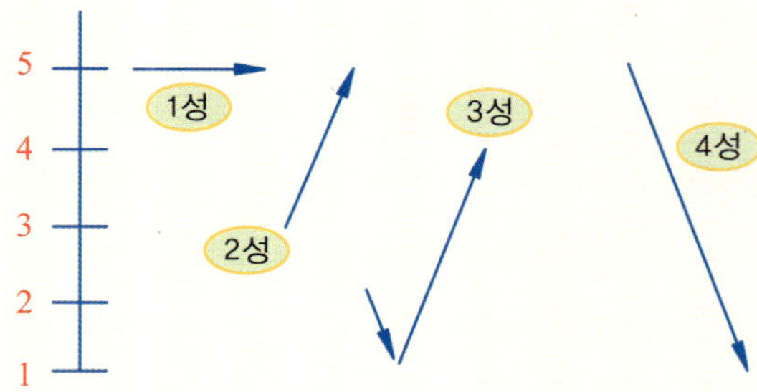

성모

b	p	m	f	d
t	n	l	g	k
h	j	q	x	zh
ch	sh	r	z	c
s	y	w		

운모

a o e i u ü

ai ei ui ao au iu ie üe er

an en in un ün

ang eng ing ong

인물소개

院长	yuànzhǎng	원장님
医生	yīshēng	의사
护士	hùshi	간호사
药剂师	yàojìshī	약사
皮肤管理师	pífūguǎnlǐshī	피부관리사
工作人员	gōngzuòrényuán	직원
咨询员	zīxúnyuán	코디네이터
接待员	jiēdàiyuán	
保安	bǎoān	주차요원
部长	bùzhǎng	부장
室主任	shìzhǔrèn	실장
科长	kēzhǎng	과장
组长	zǔzhǎng	팀장
顾客	gùkè	고객
客人	kèrén	손님

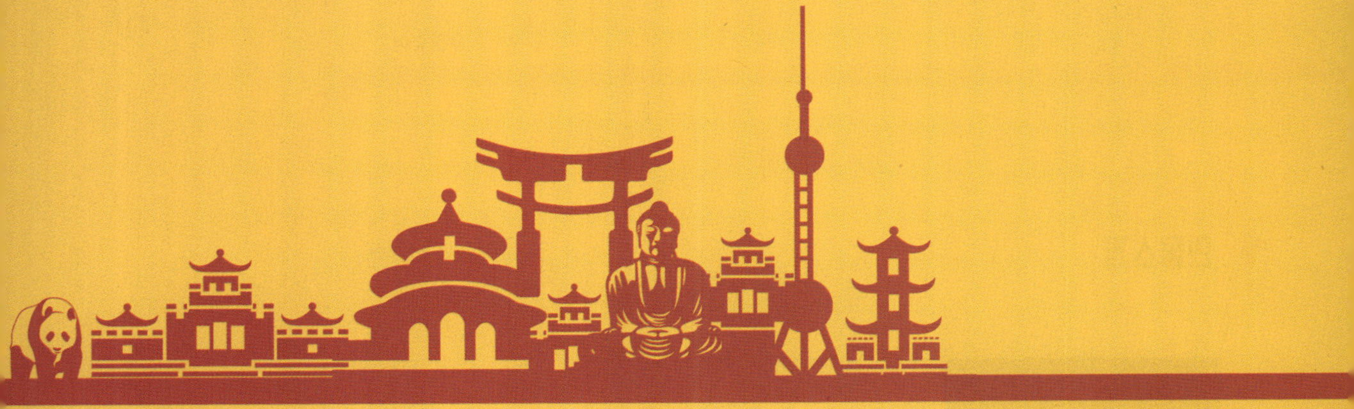

의료미용**중국어**

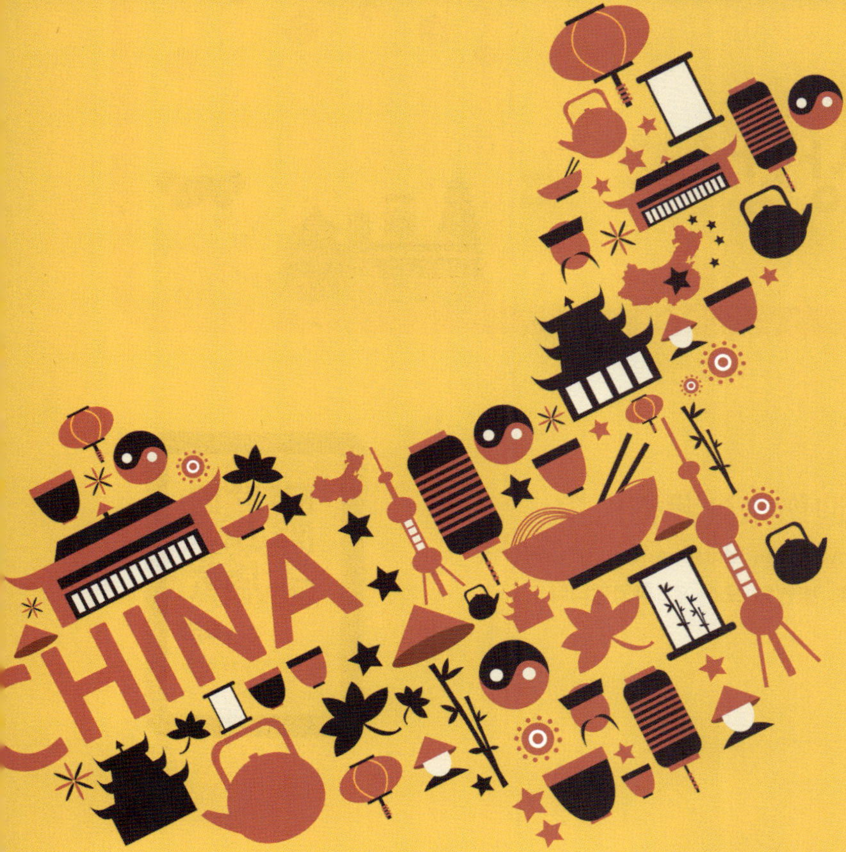

PART

01

피부과

皮肤科 (pífūkē)

사진출처 강남테마피부과

접수처 상황 在挂号处 zài guàhàochù

MP3 접수처 상황

工作人员(직원)
gōngzuòrényuán

您好，欢迎您来到我们医院。
nín hǎo huānyíng nín láidào wǒmen yīyuàn
안녕하세요. 저희 병원에 오신 걸 환영합니다.

顾客(고객)
gùkè

你好。
nǐ hǎo
안녕하세요.

工作人员(직원)
gōngzuòrényuán

有预约吗？请告诉我您的姓名。
yǒu yùyuē ma qǐng gàosu wǒ nín de xìngmíng
예약하셨나요? 성함을 알려주세요.

顾客(고객)
gùkè

我叫王丽萍，我约了十点就诊。
wǒ jiào wánglìpíng wǒ yuē le shídiǎn jiùzhěn
10시에 예약한 왕리핑입니다.

工作人员(직원)
gōngzuòrényuán

您有什么需求？
nín yǒu shénme xūqiú
어떤 상담을 원하세요?

顾客(고객)
gùkè

我的脸上有皱纹和斑痕，下巴上也有痘痘。
wǒ de liǎnshang yǒu zhòuwén hé bānhén xiàbashàng yě yǒu dòudou
얼굴에 주름과 잡티가 있어요. 턱 쪽에 여드름도 났어요.

工作人员(직원)
gōngzuòrényuán

您想找哪位医生就诊？
nín xiǎng zhǎo nǎwèi yīshēng jiùzhěn
어느 원장님께 진료 받고 싶으세요?

顾客(고객)
gùkè

我不知道，请给我推荐一位很有能力的医生吧。
wǒ bùzhīdào qǐng gěi wǒ tuījiàn yíwèi hěnyǒunénglì de yīshēng ba
잘 모르겠어요. 잘하는 원장님으로 추천해주세요.

工作人员(직원)
gōngzuòrényuán

好的，我安排李院长为您治疗。
hǎode wǒ ānpái lǐyuànzhǎng wèi nín zhìliáo
네. 이원장님께서 진료 도와드리겠습니다.

请您填一下就诊卡。
qǐng nín tián yíxià jiùzhěnkǎ
이 초진카드를 작성해주세요.

顾客(고객)
gùkè

写好了。
xiěhǎole
작성했어요.

工作人员(직원)
gōngzuòrényuán

请在汉字姓名下边写上拼音。
qǐng zài hànzì xìngmíng xiàbiān xiěshàng pīnyīn
이름은 중국어 밑에 병음을 함께 적어주세요.

顾客(고객)
gùkè

好的。
hǎode
네 알겠어요.

工作人员(직원)
gōngzuòrényuán

请坐下等着叫号。
qǐng zuò xià děngzhe jiàohào
호명할 때까지 앉아서 기다려 주세요.

顾客(고객)
gùkè

要等多久？
yào děng duōjiǔ
얼마나 기다려야 하나요?

工作人员(직원)
gōngzuòrényuán

大约十分钟，我尽量早点儿安排。
dàyuē shífēnzhōng wǒ jǐnliàng zǎodiǎnr ānpái
대략 10분 정도인데 최대한 빨리 안내해드리겠습니다.

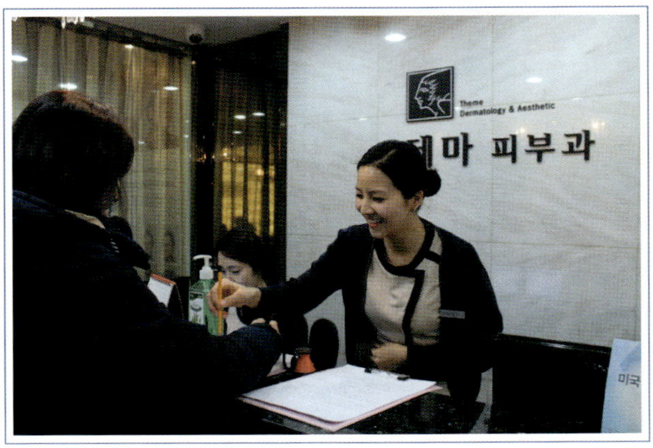

필수단어

挂号处	guàhàochù	접수처
欢迎	huānyíng	환영하다
预约	yùyuē	예약하다
姓名	xìngmíng	성함, 이름
皱纹	zhòuwén	주름
斑痕	bānhén	잡티
下巴	xiàba	턱
痘痘	dòudou	여드름
就诊	jiùzhěn	진료받다
推荐	tuījiàn	추천하다
就诊卡 病历	jiùzhěnkǎ bìnglì	초진카드
填	tián	작성하다
拼音	pīnyīn	병음
叫号	jiàohào	호명하다
安排	ānpái	안내하다

진료실 诊所 zhěnsuǒ

01 보톡스肉毒素 ròudúsù

MP3
진료실
[보톡스]

医生(의사)
yīshēng

你想做什么治疗？
nǐ xiǎng zuò shénme zhìliáo
어떤 치료하고 싶으세요?

顾客(고객)
gùkè

我想祛除鱼尾纹和额头纹。
wǒ xiǎng qūchú yúwěiwén hé étóuwén
저는 눈가와 이마에 주름을 치료하고 싶어요.

医生(의사)
yīshēng

你先皱一下脸，像我这样。我觉得打肉毒素效果好。
nǐ xiān zhòu yíxià liǎn xiàng wǒ zhèyàng wǒ juéde dǎ ròudúsù xiàoguǒ hǎo
주름을 찡그려 보세요. 이렇게 해보세요. 제가 보기에 보톡스 주사가 효과가 좋을거 같습니다.

顾客(고객)
gùkè

肉毒素是什么？
ròudúsù shì shénme
보톡스가 뭔가요?

医生(의사)
yīshēng

肉毒素是让肌肉麻醉的神经毒素，
ròudúsù shì ràng jīròu mázuì de shénjīng dúsù
보톡스는 근육을 마비시키는 신경독소로

肌肉暂时不能动的注射治疗。

jīròu zànshí bùnéng dòng de zhùshè zhìliáo

근육이 일시적으로 움직이지 못하도록 하는 주사치료 입니다.

顾客(고객)
gùkè

能永久有效吗？

néng yǒngjiǔ yǒuxiào ma

효과가 영구적인가요?

医生(의사)
yīshēng

有效期一般六个月。

yǒuxiàoqī yìbān liùgeyuè

효과는 일반적으로 6개월 정도 유지됩니다.

顾客(고객)
gùkè

没有副作用吗？

méiyǒu fùzuòyòng ma

부작용은 없나요?

医生(의사)
yīshēng

副作用几乎没有，有的人会有一些淤青。

fùzuòyòng jīhū méiyǒu yǒuderén huì yǒu yìxiē yūqīng

부작용은 거의 없습니다. 단지 가볍게 멍이 생기는 경우는 있습니다.

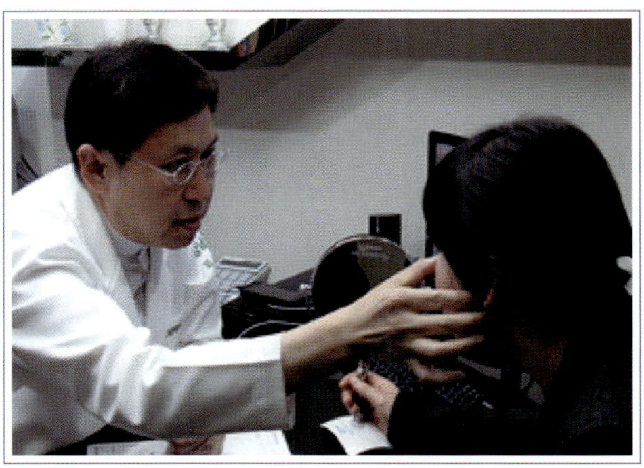

CHINA

{ 보톡스 주의사항 } 肉毒素注意事项 ròudúsù zhùyìshìxiàng

工作人员(직원)
gōngzuòrényuán

打肉毒素部位不要用手摸，两三个小时内不要躺下。
dǎ ròudúsù bùwèi búyào yòng shǒu mō liǎngsāngexiǎoshí nèi búyào tǎngxià
주사한 부위는 손으로 만지지 마시고 2~3시간은 눕지 마십시오.

顾客(고객)
gùkè

我感觉注射的地方有点儿火辣辣的，没问题吗？
wǒ gǎnjué zhùshè de dìfang yǒudiǎnr huǒlàlà de méiwèntí ma
주사 맞은 부위가 얼얼한데 괜찮은 건가요?

工作人员(직원)
gōngzuòrényuán

因为打针和麻醉膏会有这样的痛感，一般一两个小时后就没事了。
yīnwèi dǎzhēn hé mázuìgāo huì yǒu zhèyàng de tònggǎn yìbān yìliǎnggexiǎoshí hòu jiù méishì le
주사와 마취크림 때문에 그런 느낌이 드는데 일반적으로 1~2시간 후면 괜찮아집니다.

顾客(고객)
gùkè

我看还有皱纹，什么时候才会消失？
wǒ kàn háiyǒu zhòuwén shénmeshíhou cái huì xiāoshī
아직 주름이 보이는데 언제 없어지나요?

工作人员(직원)
gōngzuòrényuán

一般两到三天后皱纹会平展，开始见效。
yìbān liǎngdàosāntiān hòu zhòuwén huì píngzhǎn kāishǐ jiànxiào
대략 2~3일 후부터 서서히 주름이 펴지면서 효과가 나타납니다.

顾客(고객)
gùkè

知道了，我等着吧。
zhīdàole wǒ děngzhe ba
네~ 기다려야겠네요.

CHINA

여기서 잠깐! 필수단어

肉毒素	ròudúsù	보톡스
肉毒杆菌	ròudúgǎnjūn	
鱼尾纹	yúwěiwén	눈 주름
眼角纹	yǎnjiǎowén	
额头	étóu	이마
打针	dǎzhēn	주사를 놓다, 주사
皮肤	pífū	피부
除皱	chúzhòu	주름을 펴다
平展	píngzhǎn	
有效	yǒuxiào	효과가 있다
永久	yǒngjiǔ	영구적인
副作用	fùzuòyòng	부작용

淤痕	yūhén	멍
正品	zhèngpǐn	정품
丽舒妥	lìshūtuǒ	디스포트
部位	bùwèi	부위
摸	mō	만지다
躺	tǎng	눕다
火辣辣	huǒlàlà	얼얼하다
麻醉膏	mázuìgāo	마취크림
消失	xiāoshī	사라지다
见效	jiànxiào	효과를 보다
开始	kāishǐ	시작하다

MP3
진료실
[필러]

02 필러 填充剂 tiánchōngjì

顾客(고객)
gùkè

嘴角纹也能治疗吗？
zuǐjiǎowén yě néng zhìliáo ma
입가에 팔자주름도 펴지나요?

医生(의사)
yīshēng

打填充剂就行。
dǎ tiánchōngjì jiù xíng
팔자주름은 필러 주사를 놓습니다.

顾客(고객)
gùkè

肉毒素和填充剂有什么不同？
ròudúsù hé tiánchōngjì yǒu shénme bùtóng
보톡스와 필러는 다른 치료인가요?

医生(의사)
yīshēng

不一样，肉毒素让皮肤平展，
bùyíyàng ròudúsù ràng pífū píngzhǎn
네. 보톡스는 주름을 펴주고

填充剂是用特殊的物质注射在皱纹部位或需要丰满的部位，
tiánchōngjì shì yòng tèshū de wùzhì zhùshè zài zhòuwén bùwèi huò xūyào fēngmǎn de bùwèi
필러는 특수한 물질로 주름부위나 볼륨감이 필요한 부위를 채우는 치료입니다.

一般多用透明质酸。
yìbān duō yòng tòumíngzhìsuān
일반적으로 히알루론산 성분을 많이 사용합니다.

顾客(고객)
gùkè

脸颊也可以用吗？
liǎnjiá yě kěyǐ yòng ma
볼 부위도 가능한가요?

医生(의사)
yīshēng

脸颊用舒颜萃会更好。
liǎnjiá yòng shūyáncuì huì gèng hǎo
볼 부위는 스컬트라를 하면 더 좋습니다.

顾客(고객)
gùkè

那是什么治疗呢？
nà shì shénme zhìliáo ne
그게 어떤 치료인가요?

医生(의사)
yīshēng

舒颜萃是填充剂的一种，
shūyáncuì shì tiánchōngjì de yìzhǒng
스컬트라는 필러시술의 한 종류인데

注射后能在皮肤上自然地产生让皮肤上丰满的胶原蛋白。
zhùshè hòu néng zài pífūshàng zìrán de chǎnshēng ràng pífūshàng fēngmǎn de jiāoyuándànbái
피부에 자연적으로 콜라겐이 생성되게 하면서 볼륨을 만들어주는 치료입니다.

顾客(고객)
gùkè

一次就行吗？
yícì jiù xíng ma
한 번에 가능한가요?

医生(의사)
yīshēng

一般隔三，四周做一次，一共做三次。
yìbān gé sānsìzhōu zuò yícì yígòng zuò sāncì
보통 3~4주 간격으로 3회 정도 하면 좋습니다.

顾客(고객)
gùkè

我只能在韩国住七天左右，不能做好几次，怎么办呢？
wǒ zhǐ néng zài hánguó zhù qītiān zuǒyòu bùnéng zuò hǎojǐcì zěnmebàn ne
저는 한국에 7일 정도 머물러서 여러 번 못하는데 어떡하죠?

医生(의사)
yīshēng

那就做埋线提升和填充剂吧，这个方法也很好。
nà jiù zuò máixiàntíshēng hé tiánchōngjì ba zhège fāngfǎ yě hěn hǎo
그럼 실 리프팅과 필러를 같이 하는 방법도 좋을 거 같습니다.

顾客(고객)
gùkè

埋线提升是什么？
máixiàntíshēng shì shénme
실 리프팅이 뭔가요?

医生(의사)
yīshēng

埋线提升是在皮肤内插入特殊的美容线，
máixiàntíshēng shì zài pífū nèi chārù tèshū de měiróngxiàn
실 리프팅은 피부에 특수한 미용 실을 삽입해서

有助于皮肤细胞的再生和真皮层的胶原蛋白的产生，
yǒuzhùyú pífū xìbāo de zàishēng hé zhēnpícéng de jiāoyuándànbái de chǎnshēng
피부 세포 재생과 진피층의 콜라겐 생성에 도움을 줘서

再塑美丽面孔的微创手术。
zài sù měilì miànkǒng de wēichuàngshǒushù
예쁜 얼굴로 다시 만드는 극미수술(작은 외과수술)입니다.

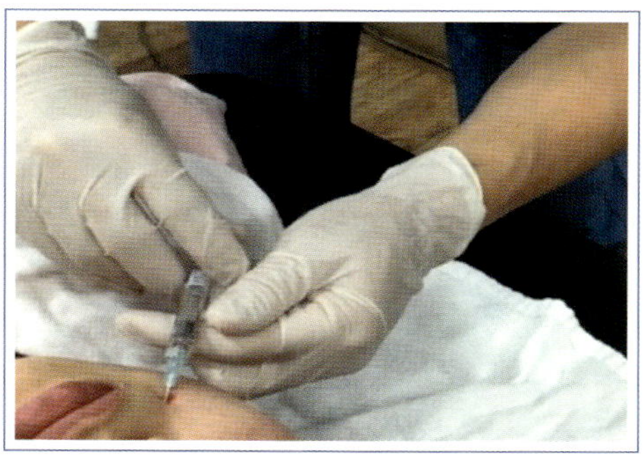

{ 필러 주의사항 } 填充剂注意事项 tiánchōngjì zhùyìshìxiàng

工作人员(직원)
gōngzuòrényuán

填充剂或埋线提升后可能会发炎，要特别小心。
tiánchōngjì huò máixiàntíshēng hòu kěnénghuì fāyán yào tèbié xiǎoxīn
필러나 실 리프팅 시술 후에 염증 발생에 주의하셔야 합니다.

不要用手摸手术部位，按时吃处方药。
búyào yòng shǒu mō shǒushù bùwèi ànshí chī chǔfāngyào
손으로 시술부위를 절대 만지지 마시고 처방한 약을 제때에 꼭 드세요.

顾客(고객)
gùkè

面颊的丰满感什么时候出来呢？
miànjiá de fēngmǎngǎn shénmeshíhou chūlái ne
볼 부위 볼륨감은 언제부터 나타나요?

工作人员(직원)
gōngzuòrényuán

手术后两颊会有点肿，一周后就会恢复正常。
shǒushù hòu liǎng jiá huì yǒudiǎn zhǒng yìzhōu hòu jiù huì huīfù zhèngcháng
처음에 스컬트라 시술 직후 볼이 조금 붓고 1주 후부터 원래대로 돌아갑니다.

一个月后自体会产生胶原蛋白，两颊就会有丰满感。
yígeyuè hòu zìtǐ huì chǎnshēng jiāoyuándànbái liǎng jiá jiù huì yǒu fēngmǎngǎn
그런 다음 한 달 뒤부터 콜라겐 생성이 이루어지면서 볼에 볼륨감이 생깁니다.

顾客(고객)
gùkè

如果有淤青，什么时候会消失？
rúguǒ yǒu yūqīng shénmeshíhou huì xiāoshī
만약 멍이 생기면 언제 없어지나요?

CHINA

工作人员(직원)
gōngzuòrényuán

一般两周以内会消失的。
yìbān liǎngzhōu yǐnèi huì xiāoshī de
일반적으로 1~2주 이내에 사라집니다.

顾客(고객)
gùkè

可以喝酒吗？
kěyǐ hējiǔ ma
술은 먹어도 되나요?

工作人员(직원)
gōngzuòrényuán

填充剂手术后最应注意的就是不要发炎，
tiánchōngjì shǒushù hòu zuì yīng zhùyì de jiùshì búyào fāyán
필러는 염증을 가장 조심해야 합니다.

所以一个星期内绝对不能喝酒、抽烟。
suǒyǐ yígexīngqī nèi juéduì bùnéng hējiǔ chōuyān
음주와 흡연은 일주일 정도 꼭 피해 주세요.

여기서 잠깐! 필수단어

填充剂	tiánchōngjì	필러
嘴边	zuǐbiān	입가
嘴角纹	zuǐjiǎowén	팔자주름
八字皱纹	bāzìzhòuwén	
不同	bùtóng	다르다
透明质酸	tòumíngzhìsuān	히아루론산
注射	zhùshè	채우다
脸颊	liǎnjiá	볼, 뺨
舒颜萃	shūyáncuì	스컬트라
种	zhǒng	종류
自然地	zìránde	자연적으로
胶原蛋白	jiāoyuándànbái	콜라겐
产生	chǎnshēng	생성되다
丰满	fēngmǎn	볼륨, 풍만감
隔	gé	간격
埋线提升	máixiàntíshēng	실 리프팅
方法	fāngfǎ	방법
特殊	tèshū	특수한
美容线	měiróngxiàn	미용 실
插入	chārù	삽입하다
肌肉层	jīròucéng	근육층

细胞	xìbāo	세포
真皮层	zhēnpícéng	진피층
有助于	yǒuzhùyú	~에 도움을 주다
塑	sù	만들다
面孔	miànkǒng	얼굴
微创手术	wēichuàngshǒushù	극미수술 (작은외과수술)
乔雅登	qiáoyādēng	쥬비덤
瑞蓝	ruìlán	레스틸렌
发炎	fāyán	염증이 생기다
可能	kěnéng	아마도
小心	xiǎoxīn	주의하다
处方药	chǔfāngyào	처방약
按时	ànshí	제때
肿	zhǒng	붓다
恢复	huīfù	회복하다
如果	rúguǒ	만약
一般	yìbān	일반적으로
喝酒	hējiǔ	술을 마시다
抽烟	chōuyān	담배를 피우다
注意	zhùyì	주의하다

03 미백치료(1) 美白治疗(1) měibáizhìliáo

顾客(고객)
gùkè

我的脸上有很多斑痕。
wǒ de liǎnshàng yǒu hěn duō bānhén
얼굴에 여러 잡티가 많아요.

医生(의사)
yīshēng

什么时候开始这样的？
shénmeshíhou kāishǐ zhèyàng de
언제부터 시작되었나요?

顾客(고객)
gùkè

从一两年前开始，越来越严重了。
cóng yìliǎngnián qián kāishǐ yuèláiyuè yánzhòng le
1~2년 전부터 점점 심해졌어요.

医生(의사)
yīshēng

让我看一下，有黄褐斑。
ràng wǒ kàn yíxià yǒu huánghèbān
자 얼굴을 한번 보겠습니다. 기미가 생기셨네요.

顾客(고객)
gùkè

为什么出现黄褐斑？
wèishénme chūxiàn huánghèbān
기미가 왜 생기나요?

医生(의사)
yīshēng

黄褐斑的成因很复杂，种类也很多，
huánghèbān de chéngyīn hěn fùzá zhǒnglèi yě hěn duō
기미의 원인은 복잡하고 다양하지만,

但大部分跟遗传、雌激素、紫外线等有密切的关系。
dàn dàbùfen gēn yíchuán cíjīsù zǐwàixiàn děng yǒu mìqiè de guānxi
대부분 유전, 여성호르몬, 자외선 등과 밀접한 관계가 있습니다.

顾客(고객)
gùkè

能治疗吗？
néng zhìliáo ma
치료가 가능한가요?

医生(의사)
yīshēng

可以治疗。黄褐斑的治疗次数很重要，次数越多越好。
kěyǐ zhìliáo huánghèbān de zhìliáo cìshù hěn zhòngyào cìshù yuèduōyuèhǎo
가능합니다. 기미는 치료 횟수가 매우 중요합니다, 횟수는 많을수록 효과가 좋습니다.

顾客(고객)
gùkè

那该做什么治疗呢？
nà gāi zuò shénme zhìliáo ne
그럼 어떤 치료를 해야 하나요?

医生(의사)
yīshēng

反复做美白激光治疗的话，色斑会越来越浅。
fǎnfù zuò měibáijīguāng zhìliáo dehuà sèbān huì yuèláiyuè qiǎn
미백레이저 치료를 반복하면 색소가 점점 흐려집니다.

顾客(고객)
gùkè

美白激光治疗疼吗？
měibáijīguāng zhìliáo téng ma
미백레이저 치료는 아픈가요?

医生(의사)
yīshēng

不那么疼。
bú nàme téng
그다지 아프지 않습니다.

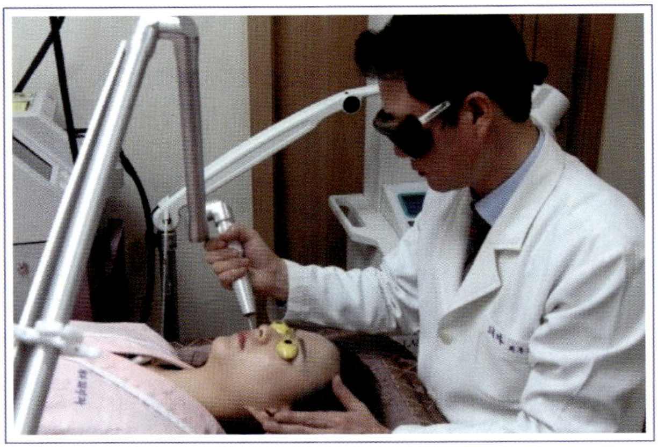

{ 미백치료 1 주의사항 } 美白治疗注意事项 měibáizhìliáo zhùyìshìxiàng

工作人员(직원) gōngzuòrényuán

治疗的当天就可以洗脸和化妆了。
zhìliáo de dàngtiān jiù kěyǐ xǐliǎn hé huàzhuāng le
세안이나 화장은 당일부터도 가능합니다.

顾客(고객) gùkè

回家后可以再敷面膜吗？
huíjiā hòu kěyǐ zài fū miànmó ma
집에 돌아가서 팩을 또 해도 되나요?

工作人员(직원) gōngzuòrényuán

不需要再用面膜了，两三天后再用面膜。
bùxūyào zài yòng miànmó le liǎngsāntiān hòu zài yòng miànmó
팩은 더 하실 필요는 없습니다. 하신다면 2~3일 후에 하십시오.

顾客(고객) gùkè

补水面膜可以吗？平时我的脸太干了。
bǔshuǐmiànmó kěyǐ ma píngshí wǒ de liǎn tài gān le
수분팩은 괜찮죠? 평소에 얼굴이 너무 건조해서요.

工作人员(직원) gōngzuòrényuán

尽量用没有刺激的面膜。
jǐnliàng yòng méiyǒu cìjī de miànmó
최대한 자극 없는 팩으로 하신다면 가능합니다.

你平时要习惯涂防晒霜，这点很重要。
nǐ píngshí yào xíguàn tú fángshàishuāng zhèdiǎn hěn zhòngyào
평소 자외선차단제 바르는걸 습관화 하세요. 정말 중요합니다.

顾客(고객) gùkè

好的，一定配合。
hǎode yídìng pèihé
철저히 바르도록 하겠습니다.

여기서 잠깐! 필수단어

斑痕	bānhén	잡티	越来越	yuèláiyuè	점점
严重	yánzhòng	심하다	浅	qiǎn	흐려지다(얇아지다)
黄褐斑	huánghèbān	기미	洗脸	xǐliǎn	세안
出现	chūxiàn	생기다	化妆	huàzhuāng	화장
成因	chéngyīn	원인	当天	dàngtiān	당일
复杂	fùzá	복잡하다	面膜	miànmó	팩
种类	zhǒnglèi	종류	补水面膜	bǔshuǐmiànmó	수분팩/보습팩
遗传	yíchuán	유전	平时	píngshí	평소
雌激素	cíjīsù	여성호르몬	干	gān	건조하다
紫外线	zǐwàixiàn	자외선	尽量	jǐnliàng	최대한,가능한
密切	mìqiè	밀접한	刺激	cìjī	자극
关系	guānxi	관계	防晒霜	fángshàishuāng	자외선차단제
次数	cìshù	횟수	涂	tú	바르다
美白激光	měibáijīguāng	미백레이저	习惯	xíguàn	습관
反复	fǎnfù	반복	重要	zhòngyào	중요하다
色斑	sèbān	색소(색소반점)	配合	pèihé	호응하다

04 미백치료(2) 美白治疗(2) měibáizhìliáo

MP3
진료실
[미백치료(2)]

顾客(고객)
gùkè

我的脸颊有很多雀斑。可以祛除吗？
wǒ de liǎnjiá yǒu hěn duō quèbān kěyǐ qūchú ma
양볼에 주근깨가 많아요. 제거할 수 있나요?

医生(의사)
yīshēng

用激光可以祛除。
yòng jīguāng kěyǐ qūchú
레이저로 제거할 수 있습니다.

顾客(고객)
gùkè

日常生活不受影响吗？
rìchángshēnghuó búshòu yǐngxiǎng ma
일상생활에 지장은 없나요?

医生(의사)
yīshēng

会结痂的，一般七天就会脱落。
huì jiéjiā de yìbān qītiān jiù huì tuōluò
딱지가 생길 수 있는데 보통 7일 정도면 떨어집니다.

顾客(고객)
gùkè

这是什么？暑假后长出来的。
zhè shì shénme shǔjià hòu zhǎngchūlái de
이건 뭔가요? 여름휴가 후에 생겼어요.

医生(의사)
yīshēng

这是黑痣，跟雀斑一起去掉就行。
zhè shì hēizhì gēn quèbān yìqǐ qùdiào jiù xíng
잡티가 생겼네요. 주근깨와 함께 제거하면 됩니다.

顾客(고객)
gùkè

这个点能不能也一起去掉？
zhège diǎn néngbunéng yě yìqǐ qùdiào
이 점도 같이 뺄 수 있나요?

医生(의사)
yīshēng

能，结痂后不要挠，也不要摸。
néng jiéjiā hòu búyào náo yě búyào mō
가능합니다. 딱지가 생기면 절대 긁거나 만지지 마십시오.

顾客(고객)
gùkè

好的，我会小心。
hǎode wǒ huì xiǎoxīn
주의하겠습니다.

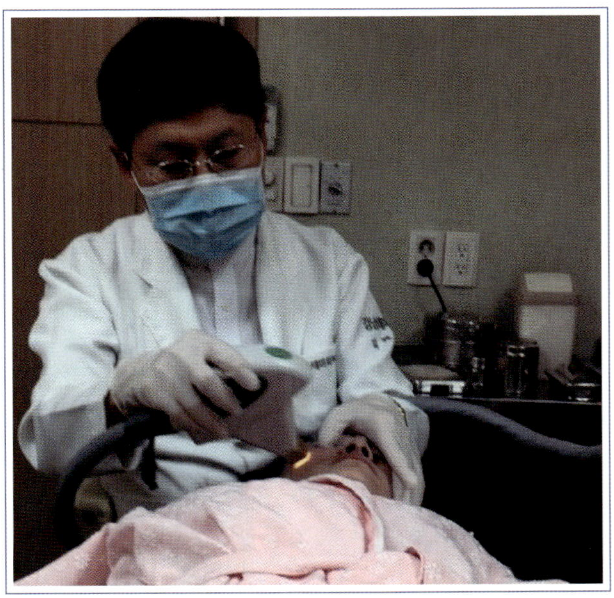

{ 미백치료 2 주의사항 } 美白治疗注意事项 měibáizhìliáo zhùyìshìxiàng

工作人员(직원)
gōngzuòrényuán

一定要按时吃药，坚持抹软膏。
yídìng yào ànshí chī yào jiānchí mǒ ruǎngāo
처방한 약을 꼭 제때에 드시고 연고를 꾸준히 바르세요.

口服药三天的，软膏一天薄薄地涂两三次就行。
kǒufúyào sāntiān de ruǎngāo yìtiān báobáode tú liǎngsāntiān jiù xíng
복용약은 3일치이고 연고는 하루 2~3회 얇게 바르세요.

顾客(고객)
gùkè

脸上结的痂什么时候能脱落？
liǎnshàng jié de jiā shénmeshíhou néng tuōluò
얼굴의 딱지는 언제 떨어지나요?

工作人员(직원)
gōngzuòrényuán

一般七至十天就会脱落，
yìbān qīzhìshítiān jiù huì tuōluò
보통 7~10일이면 떨어지는데

我先帮你贴一次再生胶带，两天换一次，贴七至十天。
wǒ xiān bāng nǐ tiē yícì zàishēngjiāodài liǎngtiān huàn yícì tiē qīzhìshítiān
재생테이프를 붙여드리니 2일 간격으로 교체해주고 7~10일 정도 붙여주면 됩니다.

顾客(고객)
gùkè

好的，我会两天换一次的。
hǎode wǒ huì liǎngtiān huàn yícì de
네~ 이틀 간격으로 잊지 않고 교체하도록 할게요.

什么时候可以洗脸？
shénmeshíhou kěyǐ xǐliǎn
세안은 언제부터 가능한가요?

CHINA

工作人员(직원)
gōngzuòrényuán

明天就可以洗脸了，但要注意治疗的部位别沾上水。
míngtiān jiù kěyǐ xǐliǎn le dàn yào zhùyì zhìliáo de bùwèi bié zhānshàng shuǐ
내일부터 세안 가능하세요, 단 이 부위에 물이 닿지 않게 조심하세요.

做激光治疗后七天内别洗桑拿或运动,
zuò jīguāngzhìliáo hòu qītiān nèi bié xǐ sāngná huò yùndòng
레이저 후 7일 정도는 사우나와 운동은 피해주시고,

脱痂后为防止皮肤色素沉着，要好好涂防晒霜。
tuō jiā hòu wèi fángzhǐ pífū sèsùchénzhuó yào hǎohǎo tú fángshàishuāng
딱지가 떨어진 후에는 색소 침착을 막기위해 자외선차단제를 잘 발라야 합니다.

顾客(고객)
gùkè

好的，那我要买一个防晒霜,
hǎode nà wǒ yào mǎi yíge fángshàishuāng
네 그럼 자외선차단제도 1개 주시고,

脸上还有火辣辣的感觉，再给我冰面膜，好吗？
liǎnshàng hái yǒu huǒlàlà de gǎnjué zài gěi wǒ bīngmiànmó hǎo ma
얼굴이 아직 너무 뜨거우니 얼음팩도 더 부탁드립니다.

工作人员(직원)
gōngzuòrényuán

好的，一定要按照手术周期来治疗效果更好。
hǎode yídìng yào ànzhào shǒushù zhōuqī lái zhìliáo xiàoguǒ gèng hǎo
네~ 알겠습니다. 정해진 치료시기를 지켜서 하는 것이 효과가 좋습니다.

下次来之前请打电话预约。
xiàcì lái zhīqián qǐng dǎdiànhuà yùyuē
다음에 오시기 전에 미리 예약전화 주세요.

여기서 잠깐! 필수단어

脸颊	liǎnjiá	볼	口服药	kǒufúyào	복용약
雀斑	quèbān	주근깨	薄薄地	báobáode	얇게
祛除	qūchú	제거하다	再生胶带	zàishēngjiāodài	재생테이프
日常生活	rìchángshēnghuó	일상생활	换	huàn	교체하다
结痂	jiéjiā	딱지가 생기다	贴	tiē	붙이다
脱落	tuōluò	떨어지다	洗脸	xǐliǎn	세안하다
暑假	shǔjià	여름휴가	桑拿	sāngná	사우나
黑痣	hēizhì	잡티	运动	yùndòng	운동
点	diǎn	점	色素沉着	sèsùchénzhuó	색소침착
挠	náo	긁다	冰面膜	bīngmiànmó	얼음팩
摸	mō	만지다	防晒霜	fángshàishuāng	자외선차단제
小心	xiǎoxīn	주의하다	火辣辣	huǒlàlà	뜨겁다
按时	ànshí	제때	手术周期	shǒushùzhōuqī	치료시기
软膏	ruǎngāo	연고	预约	yùyuē	예약하다

MP3
진료실
[탄력치료]

05 탄력치료 弹性治疗 tánxìngzhìliáo

顾客(고객)
gùkè

我觉得随着年龄的增长，皮肤逐渐失去了弹性。
wǒ juéde suízhe niánlíng de zēngzhǎng pífū zhújiàn shīqù le tánxìng
나이가 들수록 피부탄력이 점점 떨어지는 것을 느낍니다.

恢复弹性有什么好的治疗方法？
huīfù tánxìng yǒu shénme hǎo de zhìliáo fāngfǎ
탄력개선은 어떤 치료방법이 있나요?

医生(의사)
yīshēng

一般有超声波拉皮和电波拉皮。
yìbān yǒu chāoshēngbōlāpí hé diànbōlāpí
일반적으로 울쎄라와 써마지가 좋습니다.

顾客(고객)
gùkè

超声波拉皮和电波拉皮是什么治疗呢？
chāoshēngbōlāpí hé diànbōlāpí shì shénme zhìliáo ne
울쎄라와 써마지는 어떤 치료인가요?

医生(의사)
yīshēng

超声波拉皮用超声波的治疗方法，
chāoshēngbōlāpí yòng chāoshēngbō de zhìliáo fāngfǎ
울쎄라는 초음파를 이용한 치료이고,

电波拉皮用高频的治疗方法。
diànbōlāpí yòng gāopín de zhìliáo fāngfǎ
써마지는 고주파를 이용한 치료입니다.

顾客(고객)
gùkè

对我来说哪种治疗好？
duìwǒláishuō nǎzhǒng zhìliáo hǎo
저에게는 어떤 치료가 좋은가요?

医生(의사)
yīshēng

看您的皮肤状态用超声波拉皮更好。
kàn nín de pífū zhuàngtài yòng chāoshēngpōlāpí gèng hǎo
당신의 피부상태에는 울쎄라가 좋겠습니다.

顾客(고객)
gùkè

超声波拉皮的效果怎么样？好吗？
chāoshēngpōlāpí de xiàoguǒ zěnmeyàng hǎo ma
울쎄라 효과가 좋은가요?

医生(의사)
yīshēng

对皮肤提升有明显的效果。
duì pífū tíshēng yǒu míngxiǎn de xiàoguǒ
피부 리프팅에 탁월한 효과가 있습니다.

顾客(고객)
gùkè

会很疼吗？
huì hěn téng ma
혹시 많이 아픈가요?

医生(의사)
yīshēng

我们先抹麻醉膏，然后再进行治疗，你会感觉有点疼。
wǒmen xiān mǒ mázuìgāo ránhòu zài jìnxíng zhìliáo nǐ huì gǎnjué yǒudiǎn téng
피부에 마취제를 바른 후에 치료를 하는데 조금은 아픕니다.

顾客(고객)
gùkè

能不能做睡眠麻醉？
néngbunéng zuò shuìmiánmázuì
수면마취를 할 수 있나요?

医生(의사)
yīshēng

可以的，但是用麻醉软膏更安全。
kěyǐ de dànshì yòng mázuìruǎngāo gèng ānquán
가능하지만 연고마취가 더 안전합니다.

顾客(고객)
gùkè

效果什么时候能看出来？
xiàoguǒ shénmeshíhou néng kànchūlái
효과는 언제부터 나타나는지요?

医生(의사)
yīshēng

每个人都不同，一般一两个月就会见效。
měigèrén dōu bùtóng yìbān yìliǎnggeyuè jiù huì jiànxiào
개인차가 있지만 1~2개월 사이에 효과가 서서히 나타나기 시작합니다.

顾客(고객)
gùkè

会永久有效吗？
huì yǒngjiǔ yǒuxiào ma
효과는 영구적인가요?

医生(의사)
yīshēng

因为老化一直在进行，所以一般隔一年做一次就行。
yīnwèi lǎohuà yìzhí zài jìnxíng suǒyǐ yìbān gé yìnián zuò yícì jiù xíng
노화는 계속 진행되고 있기 때문에 보편적으로 1년에 한 번 정도 하시면 됩니다.

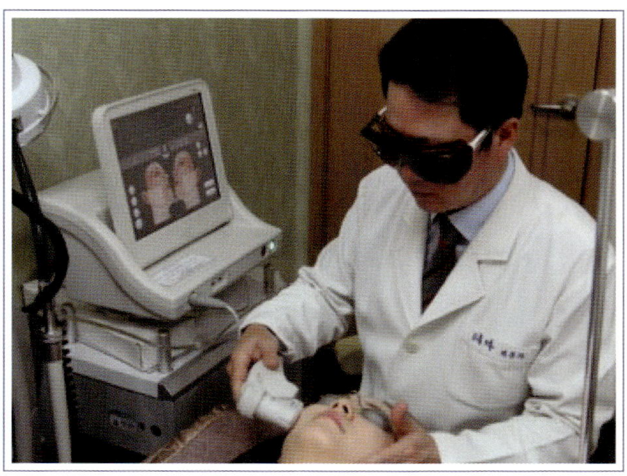

CHINA

{ 탄력치료 주의사항 } 弹性治疗注意事项 tánxìngzhìliáo zhùyìshìxiàng

工作人员(직원)
gōngzuòrényuán

当天就可以洗脸了，请用凉水轻轻地洗。
dàngtiān jiù kěyǐ xǐliǎn le qǐng yòng liángshuǐ qīngqīngde xǐ
세안은 당일부터 가능합니다. 가볍게 해주세요.

顾客(고객)
gùkè

今天可以化妆吗？
jīntiān kěyǐ huàzhuāng ma
화장도 오늘부터 가능한가요?

工作人员(직원)
gōngzuòrényuán

可以是可以，但是从明天开始更好一些。
kěyǐ shì kěyǐ dànshì cóng míngtiān kāishǐ gèng hǎo yìxiē
가능합니다만 내일부터 하시면 더 좋습니다.

顾客(고객)
gùkè

如果回家后发生问题怎么办？
rúguǒ huíjiā hòu fāshēng wèntí zěnmebàn
혹시 숙소에 돌아간 후에 문제가 생기면 어떻게 하나요?

工作人员(직원)
gōngzuòrényuán

如果起泡，需要治疗，请致电医院或来医院。
rúguǒ qǐpào xūyào zhìliáo qǐng zhìdiàn yīyuàn huò lái yīyuàn
혹시 물집이 생기면 치료가 필요할 수 있으니 병원으로 전화를 주시거나 내원해주세요.

两三天内别去桑拿或汗蒸房比较好。
liǎngsāntiān nèi bié qù sāngná huò hànzhēngfáng bǐjiào hǎo
사우나, 찜질방 등은 2~3일 정도 피하는 것이 좋습니다.

顾客(고객)
gùkè

好，知道了。
hǎo zhīdàole
네 알겠습니다.

CHINA

여기서 잠깐! 필수단어

弹性	tánxìng	탄력
年龄	niánlíng	나이
随着	suízhe	~할수록
逐渐	zhújiàn	점점
恢复	huīfù	개선되다, 회복되다
超声波拉皮	chāoshēngbōlāpí	울쎄라
超声波除皱	chāoshēngbōchúzhòu	
电波拉皮 热玛吉	diànbōlāpí rèmǎjí	써마지
超声波	chāoshēngbō	초음파
高频	gāopín	고주파
方法	fāngfǎ	방법
治疗	zhìliáo	치료
皮肤状态	pífūzhuàngtài	피부상태
效果	xiàoguǒ	효과
皮肤提升	pífūtíshēng	피부 리프팅
疼	téng	아프다
麻醉膏	mázuìgāo	마취제
睡眠麻醉	shuìmiánmázuì	수면마취
软膏麻醉	ruǎngāomázuì	연고마취
局部麻醉	júbùmázuì	부분마취
全身	quánshēnmázuì	전신마취
安全	ānquán	안전하다
见效	jiànxiào	효과를보다
永久	yǒngjiǔ	영구적이다
老化	lǎohuà	노화
进行	jìnxíng	진행되다
一般	yìbān	보편적으로
隔	gé	간격
化妆	huàzhuāng	화장
问题	wèntí	문제
发生	fāshēng	생기다, 발생하다
起泡	qǐpào	물집이 생기다
如果	rúguǒ	혹시, 만약
医院	yīyuàn	병원
需要	xūyào	필요하다
桑拿	sāngná	사우나
汗蒸房	hànzhēngfáng	찜질방
比较	bǐjiào	비교적

06 모공치료毛孔治疗 máokǒngzhìliáo

MP3
진료실
[모공치료]

顾客(고객)
gùkè

我脸上的毛孔很大。
wǒ liǎnshàng de máokǒng hěn dà
제 얼굴에 모공이 너무 커요.

医生(의사)
yīshēng

可以用激光治疗。
kěyǐ yòng jīguāngzhìliáo
모공을 치료하는 레이저로 가능합니다.

顾客(고객)
gùkè

毛孔粗大的原因是什么？
máokǒng cūdà de yuányīn shì shénme
모공이 넓어지는 원인은 무엇인가요?

医生(의사)
yīshēng

成因有很多种。
chéngyīn yǒu hěn duō zhǒng
원인은 여러 가지가 있습니다.

顾客(고객)
gùkè

能举例说一下原因吗？
néng jǔlì shuō yíxià yuányīn ma
예를 들자면 어떤 이유가 있나요?

医生(의사)
yīshēng

主要原因是皮脂过度分泌和老化导致弹性下降。
zhǔyào yuányīn shì pízhī guòdù fēnmì hé lǎohuà dǎozhì tánxìng xiàjiàng
주요 원인은 피지의 과다분비와 노화로 인한 탄력저하입니다.

顾客(고객)
gùkè

治疗大概需要多长时间?
zhìliáo dàgài xūyào duōchángshíjiān
치료는 얼마나 필요한가요?

医生(의사)
yīshēng

至少需要治疗五六次。
zhìshǎo xūyào zhìliáo wǔliùcì
최소 5~6회 치료 합니다.

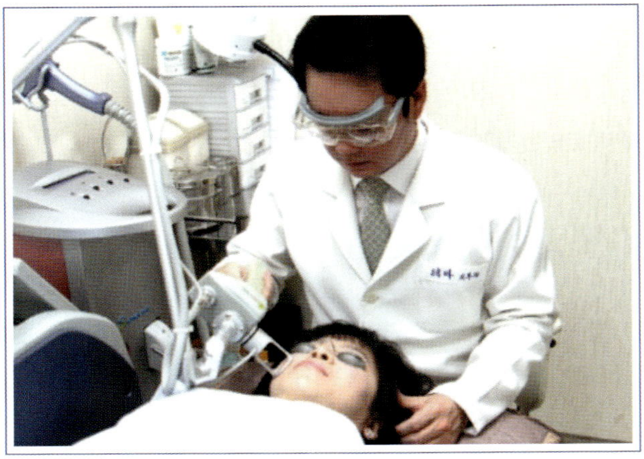

CHINA

{ 모공치료 주의사항 } 毛孔治疗注意事项 máokǒngzhìliáo zhùyìshìxiàng

工作人员(직원)
gōngzuòrényuán

手术后可能会出现红斑、浮肿，大概一两天就会消失的。
shǒushù hòu kěnéng huì chūxiàn hóngbān fúzhǒng dàgài yìliǎngtiān jiù huì xiāoshī de
시술 후 약간의 홍반과 붓기가 있을 수 있습니다. 대략 1~2일이면 좋아집니다.

顾客(고객)
gùkè

结痂会持续几天？
jiéjiā huì chíxù jǐtiān
딱지는 얼마나 가나요?

工作人员(직원)
gōngzuòrényuán

会产生薄薄地结痂持续七天左右。
huì chǎnshēng báobáode jiéjiā chíxù qītiān zuǒyòu
얇게 딱지가 생기는데 대략 7일 정도 지속됩니다.

顾客(고객)
gùkè

明天可以喝点儿酒吗？
míngtiān kěyǐ hē diǎnr jiǔ ma
내일 술은 조금 먹어도 되나요?

工作人员(직원)
gōngzuòrényuán

两三天之内不能喝酒，出门时请仔细涂紫外线防晒霜。
liǎngsāntiān zhīnèi bùnéng hējiǔ chūmén shí qǐng zǐxì tú zǐwàixiàn fángshàishuāng
술은 2~3일간 피해주시고 외출 시 자외선차단제를 꼼꼼히 발라 주세요.

顾客(고객)
gùkè

好的。
hǎode
네~ 잘 바를게요.

CHINA

여기서 잠깐! 필수단어

毛孔	máokǒng	모공	至少	zhìshǎo	최소한
激光	jīguāng	레이저	可能	kěnéng	아마도, 어쩌면
粗大	cūdà	넓다	手术	shǒushù	시술
原因	yuányīn	원인	红斑	hóngbān	홍반
举例	jǔlì	예를 들다	浮肿	fúzhǒng	붓기
成因	chéngyīn	형성(원인)	大概	dàgài	대략
皮脂	pízhī	피지	持续	chíxù	지속하다
主要	zhǔyào	주요한	薄薄地	báobáode	얇게
过度分泌	guòdùfēnmì	과다분비	结痂	jiéjiā	딱지가 생기다
老化	lǎohuà	노화	喝酒	hējiǔ	술을 마시다
弹性下降	tánxìngxiàjiàng	탄력저하	出门	chūmén	외출하다
导致	dǎozhì	야기하다, 초래하다	防晒霜	fángshàishuāng	자외선 차단제
需要	xūyào	필요하다	仔细	zǐxì	꼼꼼히

07 여드름치료痘痘治疗 dòudouzhìliáo

MP3
진료실
[여드름치료]

顾客(고객)
gùkè

我的脸上有很多痘痘，尤其是下巴上更严重。
wǒ de liǎnshàng yǒu hěn duō dòudou yóuqí shì xiàbashàng gèng yánzhòng
제 얼굴에 여드름이 너무 많이 생겼어요. 특히 턱 부분이 심합니다.

医生(의사)
yīshēng

来，让我看一下你的脸。
lái ràng wǒ kàn yíxià nǐ de liǎn
얼굴 좀 살펴보겠습니다.

顾客(고객)
gùkè

这儿发炎的地方很疼。
zhèr fāyán de dìfang hěn téng
이 염증부위는 아픕니다.

医生(의사)
yīshēng

痘痘很严重。
dòudou hěn yánzhòng
여드름이 심하시네요.

顾客(고객)
gùkè

该做什么治疗呢？
gāi zuò shénme zhìliáo ne
어떤 치료를 해야 하나요?

医生(의사)
yīshēng

我们要用换肤和挤的方法治疗，也得吃抗生素。
wǒmen yào yòng huànfū hé jǐ de fāngfǎ zhìliáo yě děi chī kàngshēngsù
스케일링과 짜는 치료를 병행하고 항생제를 먹어야 합니다.

顾客(고객)
gùkè

痘痘的疤痕能好吗？
dòudou de bāhén néng hǎo ma
여드름 자국도 좋아지나요?

医生(의사)
yīshēng

配和激光一起治疗的话效果更好。
pèihé jīguāng yìqǐ zhìliáo dehuà xiàoguǒ gèng hǎo
여드름 자국은 레이저를 함께 하면 효과가 더 좋습니다.

顾客(고객)
gùkè

这个治疗是永久性的吗？
zhège zhìliáo shì yǒngjiǔxìng de ma
치료를 하면 영구적으로 치료가 되나요?

医生(의사)
yīshēng

因为痘痘受激素的影响很大，所以很容易复发。
yīnwèi dòudou shòu jīsù de yǐngxiǎng hěn dà suǒyǐ hěn róngyì fùfā
여드름은 호르몬의 영향이 커서 재발하는 경우가 많습니다.

你要想少留疤痕的话，必须坚持治疗。
nǐ yào xiǎng shǎo liú bāhén dehuà bìxū jiānchí zhìliáo
흉터가 최대한 적게 남게 하려면 꾸준한 치료가 꼭 필요합니다.

顾客(고객)
gùkè

我最近工作很忙，压力很大。
wǒ zuìjìn gōngzuò hěn máng yālì hěn dà
요새 일이 너무 바쁘고 스트레스가 많아요.

医生(의사)
yīshēng

你要注意睡眠，调节身体，这点对痘痘的治疗也很重要。

nǐ yào zhùyì shuìmián tiáojié shēntǐ zhèdiǎn duì dòudou de zhìliáo yě hěn zhòngyào

잠을 잘 주무시고 몸이 피곤하지 않게 조절하시는 것도 여드름 치료에 중요합니다.

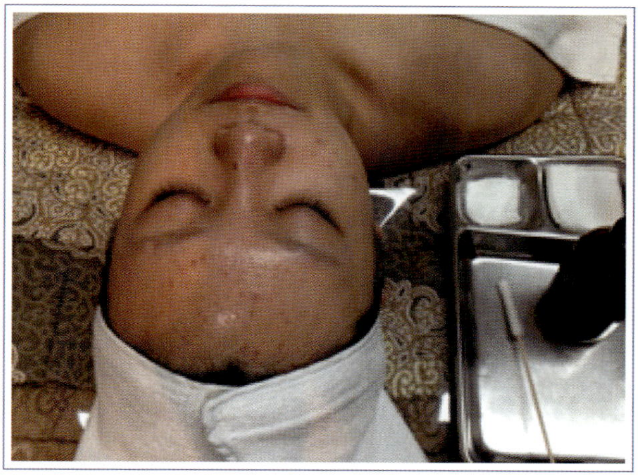

CHINA

{ 여드름치료 주의사항 } 痘痘治疗注意事项 dòudouzhìliáo zhùyìshìxiàng

工作人员(직원)
gōngzuòrényuán

挤过粉刺的地方不要用手碰。
jǐ guo fěncì de dìfang búyào yòng shǒu pèng
여드름 짠 부위는 손으로 만지지 마세요.

换肤后会产生一些角质要常涂保湿剂。
huànfū hòu huì chǎnshēng yìxiē jiǎozhì yào cháng tú bǎoshījì
스케일링 후 약간의 각질이 생길 수 있으니 보습제도 자주 덧발라 주십시오.

顾客(고객)
gùkè

角质多吗?
jiǎozhì duō ma
각질이 많이 생기나요?

工作人员(직원)
gōngzuòrényuán

只是细小的角质，不会造成不便。
zhǐshì xìxiǎo de jiǎozhì búhuì zàochéng búbiàn
미세각질이라 크게 불편하지 않으세요.

顾客(고객)
gùkè

红色的痘疤激光治疗后更红了。
hóngsè de dòubā jīguāng zhìliáo hòu gèng hóng le
붉은 여드름 자국이 레이저 후 더 붉게 되었네요.

工作人员(직원)
gōngzuòrényuán

红色的痘疤过一两天后会慢慢好的，你放心吧。
hóngsè de dòubā guò yìliǎngtiān hòu huì mànmàn hǎode nǐ fàngxīn ba
붉은 자국은 1~2일 후 서서히 좋아집니다. 걱정하지 마세요.

여기서 잠깐! 필수단어

尤其	yóuqí	특히
下巴	xiàba	턱
严重	yánzhòng	심하다
发炎	fāyán	염증이 나다
炎症	yánzhèng	염증
疼	téng	아프다
治疗	zhìliáo	치료
换肤	huànfū	스케일링
挤	jǐ	짜다
抗生素	kàngshēngsù	항생제
疤痕	bāhén	자국
配合	pèihé	함께하다
激光	jīguāng	레이저
效果	xiàoguǒ	효과
永久性	yǒngjiǔxìng	영구성
激素	jīsù	호르몬
影响	yǐngxiǎng	영향
复发	fùfā	재발
容易	róngyì	쉽다

坚持	jiānchí	꾸준히
必须	bìxū	꼭, 반드시
忙	máng	바쁘다
压力	yālì	스트레스
睡眠	shuìmián	수면, 잠자다
调节	tiáojié	조절하다
身体	shēntǐ	몸, 신체
角质	jiǎozhì	각질
死皮	sǐpí	
保湿剂	bǎoshījì	보습제
涂	tú	바르다
细小的角质	xìxiǎodejiǎozhì	미세각질
细小的死皮	xìxiǎodesǐpí	
痘疤	dòubā	여드름 자국
不便	búbiàn	불편하다
红色	hóngsè	붉다, 붉은
慢慢儿	mànmànr	서서히, 천천히
放心	fàngxīn	안심하다, 마음을놓다

08 안면홍조, 모세혈관 치료 面部红晕, 毛细血管治疗

miànbùhóngyùn máoxìxuèguǎn zhìliáo

MP3
진료실[안면홍조, 모세혈관 치료]

顾客(고객)
gùkè

我的脸很红。
wǒ de liǎn hěn hóng
제 얼굴이 너무 빨개요.

医生(의사)
yīshēng

你脸颊部位的毛细血管扩张了。
nǐ liǎnjiá bùwèi de máoxì xuèguǎn kuòzhāng le
볼 부위에 모세혈관이 확장되어 있습니다.

顾客(고객)
gùkè

我觉得洗桑拿或长时间日晒的话会更严重。
wǒ juéde xǐ sāngná huò cháng shíjiān rìshài dehuà huì gèng yánzhòng
사우나를 하거나 햇빛을 오래 받으면 더 심해지는거 같아요.

医生(의사)
yīshēng

尽量别洗桑拿，要常涂防晒霜。
jǐnliàng bié xǐ sāngná yào cháng tú fángshàishuāng
최대한 사우나를 피해주고 자외선차단제를 잘 발라야합니다.

顾客(고객)
gùkè

能治疗吗？
néng zhìliáo ma
치료가 가능한가요?

医生(의사)
yīshēng

能，用血管激光治疗。
néng yòng xuèguǎn jīguāng zhìliáo
혈관레이저로 가능합니다.

顾客(고객)
gùkè

日常活动有影响吗？

rìcháng huódòng yǒu yǐngxiǎng ma

일상생활에 지장은 없나요?

医生(의사)
yīshēng

会有一些淤青。

huì yǒu yìxiē yūqīng

멍이 조금 생길수도 있습니다.

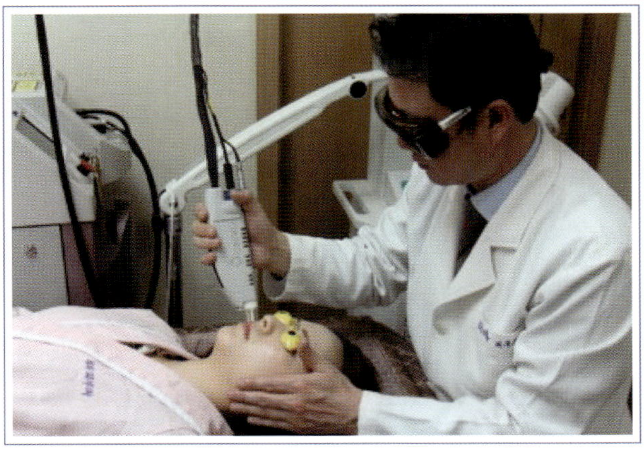

안면홍조, 모세혈관치료 주의사항

面部红晕，毛细血管注意事项 miànbùhóngyùn máoxìxuèguǎn zhùyìshìxiàng

工作人员(직원)
gōngzuòrényuán

激光治疗后会有一些青块，过七至十天会逐渐消失。
jīguāng zhìliáo hòu huì yǒu yìxiē qīngkuài guò qīzhìshítiān huì zhújiàn xiāoshī
레이저 후에 약간의 멍이 생길 수 있는데 대략 7~10일 정도 지나면 사라집니다.

顾客(고객)
gùkè

可以抹BB霜吗？
kěyǐ mǒ BBshuāng ma
BB크림을 발라도 괜찮나요?

工作人员(직원)
gōngzuòrényuán

可以。
kěyǐ
네 괜찮습니다.

顾客(고객)
gùkè

我的脸热辣辣的，还很烫。
wǒ de liǎn rèlàlà de hái hěn tàng
얼굴이 후끈후끈 아직도 열이 납니다.

工作人员(직원)
gōngzuòrényuán

冷敷的话，热感会消失的。
lěngfū dehuà règǎn huì xiāoshī de
얼음찜질을 하시면 열감이 많이 줄어듭니다.

顾客(고객)
gùkè

我能拿走冰面膜吗？
wǒ néng názǒu bīngmiànmó ma
얼음팩 좀 가져갈 수 있나요?

工作人员(직원)
gōngzuòrényuán

可以，我给你准备好，回家后敷上吧。
kěyǐ wǒ gěi nǐ zhǔnbèi hǎo huíjiā hòu fūshàng ba
네, 집에서 하실 수 있도록 준비해드리겠습니다.

顾客(고객)
gùkè

谢谢您。
xièxie nín
감사합니다.

여기서 잠깐! 필수단어

毛细血管	máoxìxuèguǎn	모세혈관	影响	yǐngxiǎng	영향을 주다
脸颊部位	liǎnjiábùwèi	볼 부위	淤青	yūqīng	멍
扩张	kuòzhāng	확장되다	逐渐	zhújiàn	점점
桑拿	sāngná	사우나	消失	xiāoshī	사라지다
日晒	rìshài	햇빛을 쬐다	BB霜	BBshuāng	BB크림
严重	yánzhòng	심하다	热辣辣	rèlàlà	후끈후끈하다
尽量	jǐnliàng	최대한	烫	tàng	뜨겁다
防晒霜	fángshàishuāng	자외선 차단제	冷敷	lěngfū	얼음찜질
治疗	zhìliáo	치료	热感	règǎn	열감
血管激光	xuèguǎnjīguāng	혈관레이저	冰面膜	bīngmiànmó	얼음팩
日常活动	rìchánghuódòng	일상생활	准备	zhǔnbèi	준비하다

09 눈밑지방치료 眼袋脂肪治疗 yǎndàizhīfángzhìliáo

MP3
진료실
[눈밑지방치료]

顾客(고객)
gùkè

我眼圈发黑，总是看起来很累，
wǒ yǎnquān fāhēi zǒngshì kànqǐlái hěn lèi
눈 밑이 칙칙해서 늘 피곤해 보이고

别人说显得很老，为什么会这样？
biérén shuō xiǎn de hěn lǎo wèishénme huì zhèyàng
남들이 노안이라고 해요. 왜 그런거죠?

医生(의사)
yīshēng

能看见血管，眼袋脂肪很严重。
néng kànjiàn xuèguǎn yǎndài zhīfáng hěn yánzhòng
혈관도 좀 비춰 보이고 눈밑지방이 심하시네요.

顾客(고객)
gùkè

能治疗吗？
néng zhìliáo ma
치료가 가능한가요?

医生(의사)
yīshēng

用激光做血管治疗，
yòng jīguāng zuò xuèguǎn zhìliáo
레이저를 이용해서 혈관치료를 하고

还要用激光消除眼袋脂肪，再做下眼睑塑形。
háiyào yòng jīguāng xiāochú yǎndài zhīfáng zài zuò xià yǎnjiǎn sùxíng
역시 레이저를 이용해서 눈밑지방 제거와 재배치를 하시면 좋을 거 같습니다.

顾客(고객)
gùkè

需要住院吗？
xūyào zhùyuàn ma
입원을 해야 하나요?

医生(의사)
yīshēng

不用住院。
búyòng zhùyuàn
입원은 필요 없습니다.

顾客(고객)
gùkè

需要睡眠麻醉或全身麻醉吗？
xūyào shuìmiánmázuì huò quánshēnmázuì ma
수면마취 또는 전신마취를 하나요?

医生(의사)
yīshēng

我们要做局部麻醉。
wǒmen yào zuò júbùmázuì
부분마취로 진행합니다.

顾客(고객)
gùkè

手术需要多长时间？
shǒushù xūyào duōchángshíjiān
수술시간은 얼마나 걸리나요?

医生(의사)
yīshēng

大概需要一个小时左右。
dàgài xūyào yígexiǎoshí zuǒyòu
대략 1시간 정도 걸립니다.

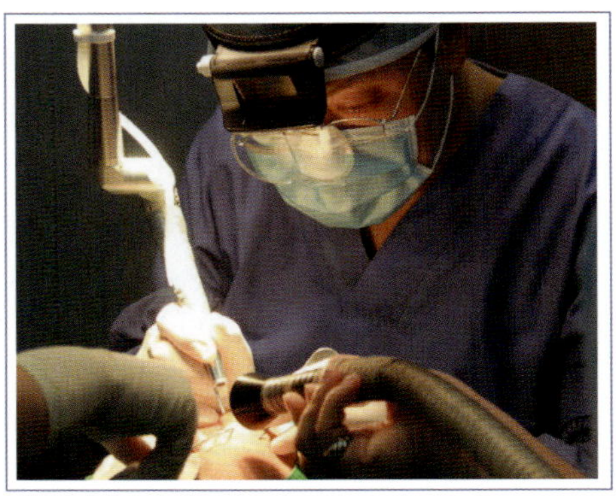

CHINA

눈밑지방치료 주의사항

眼袋脂肪治疗注意事项 yǎndàizhīfángzhìliáo zhùyìshìxiàng

工作人员(직원)
gōngzuòrényuán

手术后在一段时间内眼底会出现浮肿，
shǒushù hòu zài yíduàn shíjiān nèi yǎndǐ huì chūxiàn fúzhǒng
수술 후에 일정기간 눈 밑에 부종이 발생되는데

通过三五天后就会正常。
tōngguò sānwǔtiān hòu jiù huì zhèngcháng
보통 3~5일 정도 지나면서 진정됩니다.

顾客(고객)
gùkè

肿的话该怎么办？
zhǒng dehuà gāi zěnmebàn
부종은 어떻게 해야 하나요?

工作人员(직원)
gōngzuòrényuán

睡觉时垫高枕头，用冰袋冷敷，
shuìjiào shí diàn gāo zhěntóu yòng bīngdài lěngfū
주무실 때 베개를 높게 하시고 얼음주머니로 냉찜질을 하세요.

这种方法对消除浮肿有效。
zhèzhǒng fāngfǎ duì xiāochú fúzhǒng yǒuxiào
이 방법이 붓기를 빼는데 효과가 있습니다.

一般过一周左右眼部会充血，还会产生眼屎和流泪的情况，
yìbān guò yìzhōu zuǒyòu yǎnbù huì chōngxuè hái huì chǎnshēng yǎnshǐ hé liúlèi de qíngkuàng
일반적으로 7일 정도 눈이 충혈되고 눈물과 눈곱이 생기는데

那时用干净的手帕轻轻擦拭眼泪，请勿揉搓眼睛。
nàshí yòng gānjìng de shǒupà qīngqīng cāshì yǎnlèi qǐng wù róucuo yǎnjing
그때 깨끗한 손수건으로 눈물만 가볍게 닦으시고 눈을 비비지 마세요.

顾客(고객)
gùkè

什么时候可以洗脸，洗澡？
shénmeshíhou kěyǐ xǐliǎn xǐzǎo
세안이나 샤워는 언제부터 가능한가요?

工作人员(직원)
gōngzuòrényuán

第二天可以洗脸，洗澡，一周后再去桑拿浴或澡堂。
dìèrtiān kěyǐ xǐliǎn xǐzǎo yìzhōu hòu zài qù sāngnáyù huò zǎotáng
세안, 샤워는 다음날부터 가능하고 사우나 또는 목욕탕은 1주 후부터 가능합니다.

顾客(고객)
gùkè

还得来医院吗？
hái děi lái yīyuàn ma
또 병원에 와야 하나요?

工作人员(직원)
gōngzuòrényuán

手术后在一两天内要来医院复查，
shǒushù hòu zài yìliǎngtiān nèi yào lái yīyuàn fùchá
수술 후 1~2일 이내에 병원에 방문하여 상태를 확인하시고

如果不舒服，可以提前打电话。
rúguǒ bù shūfu kěyǐ tíqián dǎdiànhuà
많이 불편하시면 먼저 병원에 전화주세요.

顾客(고객)
gùkè

好的。
hǎode
네 알겠습니다.

CHINA

여기서 잠깐! 필수단어

중국어	병음	뜻
总是	zǒngshì	늘, 항상
看起来	kànqǐlái	~처럼 보이다
眼袋下垂	yǎndàixiàchuí	눈 밑 꺼짐
严重	yánzhòng	심하다
治疗	zhìliáo	치료
激光	jīguāng	레이저
血管	xuèguǎn	혈관
消除	xiāochú	제거, 없애다
需要	xūyào	필요하다, 요구되다
住院	zhùyuàn	입원
睡眠麻醉	shuìmiánmázuì	수면마취
全身麻醉	quánshēnmázuì	전신마취
局部麻醉	júbùmázuì	부분마취
大概	dàgài	대략
浮肿	fúzhǒng	부종
枕头	zhěntóu	베개
冰袋	bīngdài	얼음주머니
冷敷	lěngfū	냉찜질
充血	chōngxuè	충혈

중국어	병음	뜻
流泪	liúlèi	눈물
眼屎	yǎnshǐ	눈곱
干净	gānjìng	깨끗한
手帕	shǒupà	손수건
轻轻	qīngqīng	가볍게
擦拭	cāshì	닦다
揉搓	róucuo	비비다
洗脸	xǐliǎn	세안하다
洗澡	xǐzǎo	샤워하다
什么时候	shénmeshíhou	언제
澡堂	zǎotáng	목욕탕
桑拿浴	sāngnáyù	사우나
复查	fùchá	재검사하다
如果	rúguǒ	만약
不舒服	bùshūfu	불편하다
提前	tíqián	미리, 먼저
打电话	dǎdiànhuà	전화하다
接电话	jiēdiànhuà	전화받다
垫	diàn	깔다, 받치다

10 피부질환皮肤疾病 pífūjíbìng

MP3
진료실
[피부질환]

顾客(고객)
gùkè

我的皮肤有点问题。
wǒ de pífū yǒudiǎn wèntí
피부에 트러블이 있어요.

医生(의사)
yīshēng

什么时候开始的？
shénmeshíhou kāishǐ de
언제 시작되었나요?

顾客(고객)
gùkè

从昨天晚上开始全身发痒。
cóng zuótiān wǎnshang kāishǐ quánshēn fāyǎng
어제 밤부터 전신이 다 가려워요.

医生(의사)
yīshēng

这是荨麻疹。
zhè shì xúnmázhěn
두드러기입니다.

顾客(고객)
gùkè

痒了一夜。 是不是饮食的原因？
yǎng le yíyè shìbushì yǐnshí de yuányīn
밤새 긁었어요. 혹시 음식이 원인일까요?

医生(의사)
yīshēng

有很多原因，好像是食物引起的。
yǒu hěn duō yuányīn hǎoxiàng shì shíwù yǐnqǐ de
여러 원인이 있지만 음식으로 인해 생긴 거 같습니다.

顾客(고객)
gùkè

我昨天吃了桃子，我以前好像也有过这种情况。
wǒ zuótiān chī le táozi wǒ yǐqián hǎoxiàng yě yǒu guo zhèzhǒng qíngkuàng
어제 복숭아를 먹었어요. 그러고보니 전에도 이런 증세가 있었네요.

医生(의사)
yīshēng

那么你不要再吃桃子了，我给你开药和针。
nàme nǐ búyào zài chī táozi le wǒ gěi nǐ kāiyào hé zhēn
그럼 그 음식은 피해주시고 주사와 약 처방을 해드리겠습니다.

顾客(고객)
gùkè

我有胃炎，可以吃药吗？
wǒ yǒu wèiyán kěyǐ chī yào ma
위염이 조금 있는데 괜찮나요?

医生(의사)
yīshēng

可以吃，我再给你开点保护胃的药。
kěyǐ chī wǒ zài gěi nǐ kāidiǎn bǎohù wèi de yào
위보호제를 함께 처방해드리겠습니다.

顾客(고객)
gùkè

得吃几天药？
děi chī jǐtiān yào
몇 일이나 먹어야 하나요?

医生(의사)
yīshēng

三天，早晚各一次，要注意用法和用量。

sāntiān zǎo wǎn gè yícì yào zhùyì yòngfǎ hé yòngliàng

3일입니다. 아침, 저녁 2회 복용하시고 용법과 용량을 지키세요.

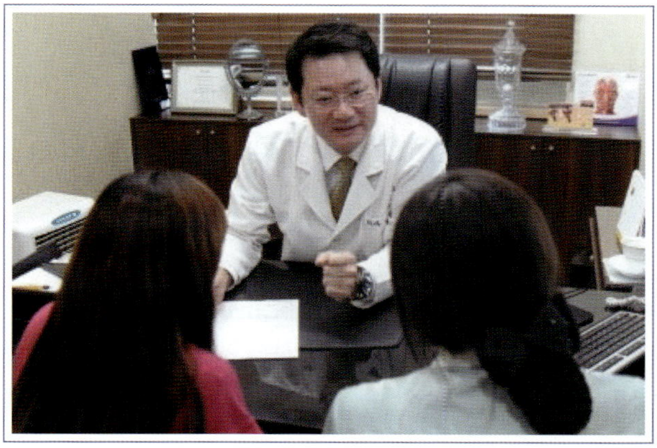

필수단어

皮肤疾病	pífūjíbìng	피부질환
问题	wèntí	트러블, 문제
什么时候	shénmeshíhou	언제
开始	kāishǐ	시작하다
从A 到B	cóngAdàoB	A부터 B까지
早上	zǎoshang	아침
晚上	wǎnshang	저녁
全身	quánshēn	전신
发痒	fāyǎng	가렵다
荨麻疹	xúnmázhěn	두드러기
痒	yǎng	긁다
饮食	yǐnshí	음식
原因	yuányīn	원인
好像	hǎoxiàng	~인 것 같다
引起	yǐnqǐ	야기하다, 야기되다
桃子	táozi	복숭아
情况	qíngkuàng	증세, 상황
针	zhēn	주사
开药	kāiyào	약 처방하다
胃炎	wèiyán	위염
保护	bǎohù	보호하다
注意	zhùyì	주의하다
用法	yòngfǎ	용법
用量	yòngliàng	용량

异位性皮炎	yìwèixìngpíyán	아토피 피부염
脂溢性皮炎	zhīyìxìngpíyán	지루성 피부염
湿疹	shīzhěn	습진
牛皮癣	niúpíxuǎn	건선
疣	yóu	사마귀
癣	xuǎn	무좀
单纯疱疹	dānchúnpàozhěn	단순포진
带状疱疹	dàizhuàngpàozhěn	대상포진
汗管瘤	hànguǎnliú	한관종
栗丘疹	lìqiūzhěn	비립종
皮赘	pízhuì	쥐젖

레이저실 상황 在激光室 zài jīguāngshì

MP3 레이저실 상황

护士(간호사)
hùshi

脱鞋后请躺在这里。
tuōxié hòu qǐng tǎng zài zhèli
신발을 벗으시고 이쪽으로 누워주세요.

顾客(고객)
gùkè

给我盖个毯子。
gěi wǒ gài ge tǎnzi
담요 좀 덮어주세요.

护士(간호사)
hùshi

好，李院长来给您做激光治疗。
hǎo lǐ yuànzhǎng lái gěi nín zuò jīguāng zhìliáo
네~ 이제 원장님 오셔서 레이저 치료 할 겁니다.

顾客(고객)
gùkè

我有点紧张。
wǒ yǒu diǎn jǐnzhāng
너무 긴장됩니다.

护士(간호사)
hùshi

请放心，你已经涂了麻醉膏，不会很疼的。
qǐng fàngxīn nǐ yǐjing tú le mázuìgāo búhuì hěn téng de
안심하세요. 마취연고 바르셔서 그다지 아프지 않으셔요.

顾客(고객)
gùkè

好的。
hǎode
알겠습니다.

院长(원장)
yuànzhǎng

我要开始激光治疗，做激光治疗的时候会感觉有点儿热。
wǒ yào kāishǐ jīguāng zhìliáo zuò jīguāng zhìliáo deshíhou huì gǎnjué yǒudiǎnr rè
레이저 치료 시작합니다. 레이저 할 때 조금 뜨거운 느낌이 드십니다.

治疗结束了，辛苦了。
zhìliáo jiéshùle xīnkǔle
치료 끝나셨습니다. 수고하셨습니다.

护士给您说明一下注意事项。
hùshi gěi nín shuōmíng yíxià zhùyìshìxiàng
간호사가 주의사항 설명해드릴겁니다.

顾客(고객)
gùkè

谢谢，没有想象的那么疼。
xièxie méiyǒu xiǎngxiàng de nàme téng
감사합니다. 생각보다 아프지 않네요.

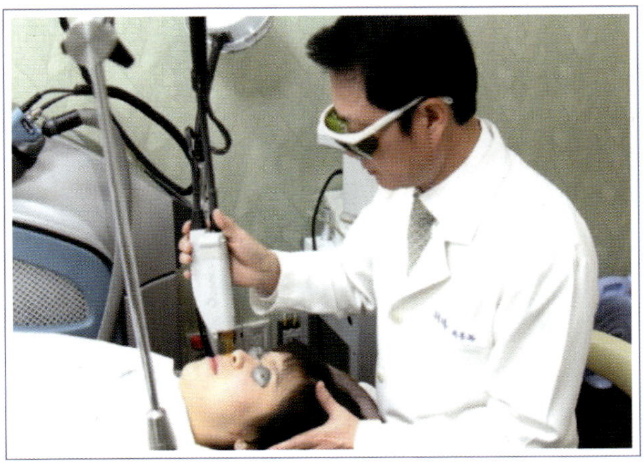

필수단어

激光	jīguāng	레이저
治疗	zhìliáo	치료
脱鞋	tuōxié	신발을 벗다
躺	tǎng	눕다
这儿 / 这里	zhèr / zhèli	이쪽, 이곳, 여기
那儿 / 那里	nàr / nàli	저쪽, 저곳, 저기
毯子	tǎnzi	담요
盖	gài	덮다
紧张	jǐnzhāng	긴장하다
放心	fàngxīn	안심하다
麻醉膏	mázuìgāo	마취연고
涂	tú	바르다
开始	kāishǐ	시작하다
感觉	gǎnjué	느낌, 감각
结束	jiéshù	끝나다
辛苦	xīnkǔ	수고하다
注意事项	zhùyìshìxiàng	주의사항
说明	shuōmíng	설명하다

수납처 상황 收款处 shōukuǎnchù

01 비용 상담 费用咨询 fèiyòngzīxún

MP3
수납처 상황
[비용 상담]

工作人员(직원)
gōngzuòrényuán

我帮你咨询一下费用
wǒ bāng nǐ zīxún yíxià fèiyòng
비용 상담해드리겠습니다.

顾客(고객)
gùkè

治疗费用大约多少钱？
zhìliáo fèiyòng dàyuē duōshaoqián
치료비용이 대략 얼마나 들까요?

工作人员(직원)
gōngzuòrényuán

今天的治疗费用包括美白治疗和祛痣费用，
jīntiān de zhìliáo fèiyòng bāokuò měibái zhìliáo hé qūzhì fèiyòng
오늘 치료하실 비용은 미백레이저와 점 제거 포함해서

一共是五十万韩币。
yígòng shì wǔshí wàn hánbì
한국 돈 50만 원입니다.

顾客(고객)
gùkè

太贵了，能给我打折吗？
tài guì le néng gěi wǒ dǎzhé ma
너무 비싸네요. 할인 좀 해주세요.

● 수납처 상황 收款处 shōukuǎnchù

工作人员(직원)
gōngzuòrényuán

对不起，这是明码实价，不能打折。
duìbuqǐ zhè shì míngmǎshíjià bùnéng dǎzhé
정찰제라 할인은 안됩니다.

但我们可以给你提供一次免费的皮肤护理。
dàn wǒmen kěyǐ gěi nǐ tígòng yícì miǎnfèi de pífū hùlǐ
하지만 피부관리 1회는 서비스로 해드리겠습니다.

顾客(고객)
gùkè

知道了，可以刷卡吗？
zhīdàole kěyǐ shuākǎ mǎ
네 알겠습니다. 카드결제 가능하지요?

工作人员(직원)
gōngzuòrényuán

可以。
kěyǐ
가능합니다.

不好意思，这张信用卡不能用，有没有别的卡？
bùhǎoyìsi zhè zhāng xìnyòngkǎ bùnéng yòng yǒuméiyǒu biéde kǎ
아~ 죄송합니다. 이 카드는 사용할 수 없습니다. 다른 카드 있으세요?

顾客(고객)
gùkè

有，在这儿，那我要付一部分现金。
yǒu zài zhèr nà wǒ yào fù yíbùfen xiànjīn
네 여기 있습니다. 그리고 절반은 그냥 현금으로 지불할께요.

工作人员(직원)
gōngzuòrényuán

好的，谢谢，请你在这里签一下名，这是收据。
hǎode xièxie qǐng nǐ zài zhèli qiān yíxià míng zhè shì shōujù
네~ 감사합니다. 여기 서명 부탁드리고 영수증 드리겠습니다.

필수단어

咨询	zīxún	상담
大约	dàyuē	대략
美白治疗	měibáizhìliáo	미백레이저
祛痣	qūzhì	점을 제거하다
包括	bāokuò	포함하다
韩币	hánbì	한국 돈
百	bǎi	백
千	qiān	천
万	wàn	만
贵	guì	비싸다
便宜	piányi	싸다
打折	dǎzhé	할인하다
明码实价	míngmǎshíjià	정찰제
但 / 但是	dàn / dànshì	하지만
皮肤护理	pífūhùlǐ	피부관리
提供	tígòng	서비스, 제공하다
免费	miǎnfèi	무료로 하다
刷卡	shuākǎ	카드를 긁다
现金	xiànjīn	현금
付	fù	지불하다
签名	qiānmíng	서명하다
收据	shōujù	영수증

02 예약 상황预约情况 yùyuēqíngkuàng

MP3
수납처 상황
[예약 상황]

工作人员(직원)
gōngzuòrényuán

下次预约在一周以后吧，十月十二号可以吗？
xiàcì yùyuē zài yìzhōu yǐhòu ba shí yuè shíèr hào kěyǐ ma
다음 예약은 1주 후로 해드리겠습니다. 10월 12일 괜찮으세요?

顾客(고객)
gùkè

十二号不行，十三号可以吗？
shíèr hào bùxíng shísān hào kěyǐ ma
12일은 안되구요. 13일은 가능한가요?

工作人员(직원)
gōngzuòrényuán

等一下，我看看预约表，十三号下午三点和五点半可以。
děng yíxià wǒ kànkàn yùyuēbiǎo shísān hào xiàwǔ sāndiǎn hé wǔdiǎn bàn kěyǐ
예약표 좀 보겠습니다. 13일은 3시와 5시 30분에 가능합니다.

顾客(고객)
gùkè

那我定在三点吧。
nà wǒ dìng zài sāndiǎn ba
그럼 3시로 예약하겠습니다.

工作人员(직원)
gōngzuòrényuán

好的，如果有变动，请给我们打电话。
hǎode rúguǒ yǒu biàndòng qǐng gěi wǒmen dǎdiànhuà
네~ 혹시 변동사항 있으시면 전화주세요.

顾客(고객)
gùkè

医院从几点营业到几点？
yīyuàn cóng jǐdiǎn yíngyè dào jǐdiǎn
병원이 몇 시부터 몇 시까지 인가요?

工作人员(직원)
gōngzuòrényuán

早上十点到晚上八点。
zǎoshang shídiǎn dào wǎnshang bādiǎn
아침 10시부터 저녁 8시까지입니다.

顾客(고객)
gùkè

我打算三个月后再来韩国，
wǒ dǎsuan sāngeyuè hòu zài lái hánguó
제가 3개월 뒤에 다시 한국에 오려고 하는데,

来之前跟你们打电话定时间吧。
lái zhīqián gēn nǐmen dǎdiànhuà dìng shíjiān ba
오기 전에 전화로 예약 할게요.

工作人员(직원)
gōngzuòrényuán

好的，提前跟我们联系吧，我们会去机场接您，谢谢。
hǎode tíqián gēn wǒmen liánxì ba wǒmen huì qù jīchǎng jiē nín xièxie
네, 미리 연락주시면 저희가 공항으로 픽업하러 가겠습니다, 감사합니다.

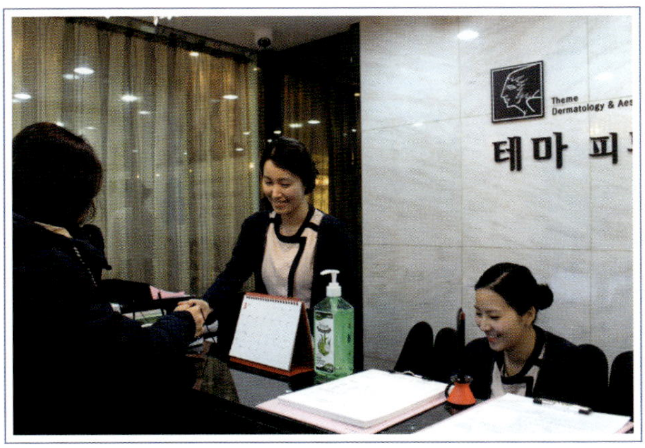

필수단어

情况	qíngkuàng	상황
月 / 号	yuè / hào	월 / 일
点 / 分	diǎn / fēn	시 / 분
从A 到B	cóngA dàoB	A부터 B까지
营业	yíngyè	영업하다, 운영하다
可以	kěyǐ	가능하다
如果	rúguǒ	만약
变动	biàndòng	변동
打电话	dǎdiànhuà	전화하다
~之前	zhīqián	~전에, ~이전
定	dìng	확정하다, 고정하다
提前	tíqián	미리, 앞당기다
联系	liánxì	연락하다
机场	jīchǎng	공항
接	jiē	마중하다, 받다

memo

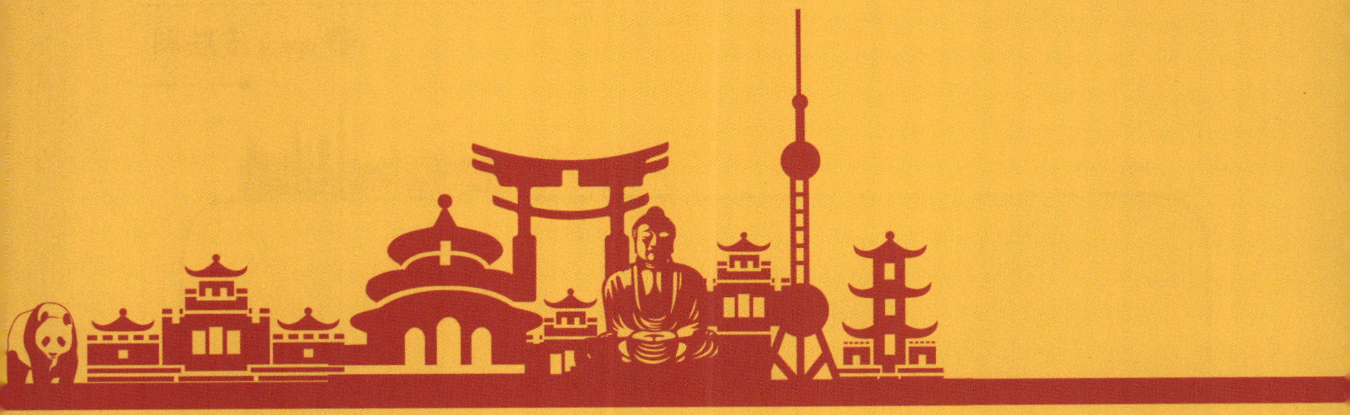

의료미용**중국어**

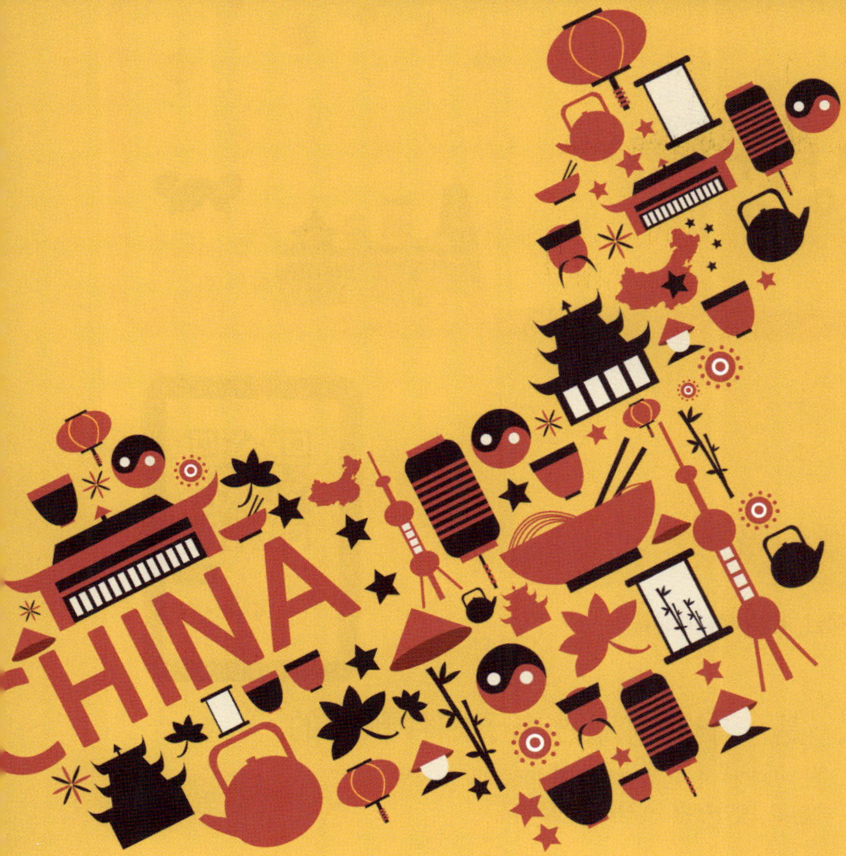

PART

02

모발이식센터

毛发移植中心
(máofàyízhí zhōngxīn)

사진출처

루트모발이식센터

접수처 상황 在挂号处 zài guàhàochù

MP3 접수처 상황

工作人员(직원)
gōngzuòrényuán

您好，有预约吗？
nínhǎo yǒu yùyuē ma
안녕하세요. 고객님 예약하셨습니까?

顾客(고객)
gùkè

我叫小丽，是一个月前通过电子邮件预约的。
wǒ jiào xiǎolì shì yígeyuè qián tōngguò diànzǐyóujiàn yùyuē de
네. 한 달 전에 메일로 예약했던 소리라고 합니다.

工作人员(직원)
gōngzuòrényuán

您好，见到您很高兴。您是要种眉毛的吧？
nín hǎo jiàndào nín hěn gāoxìng nín shì yào zhòng méimao de ba
네. 만나서 반갑습니다. 눈썹 모발이식술 문의 주셨죠?

您看上去比照片上年轻多了。
nín kànshàngqù bǐ zhàopiànshang niánqīng duō le
첨부파일로 받은 사진보다 훨씬 동안이시네요.

顾客(고객)
gùkè

是吗？谢谢。
shìma xièxie
그런가요? 감사합니다.

工作人员(직원)
gōngzuòrényuán

请在候诊室等一下，院长会给您介绍治疗方法。
qǐng zài hòuzhěnshì děng yíxià yuànzhǎng huì gěi nín jièshào zhìliáo fāngfǎ
잠시 앉아서 기다리면 원장님 진료 안내해드리겠습니다.

顾客(고객)
gùkè

请早点安排治疗，拜托了。

qǐng zǎodiǎn ānpái zhìliáo bàituō le

네. 빠른 진료 부탁 드립니다.

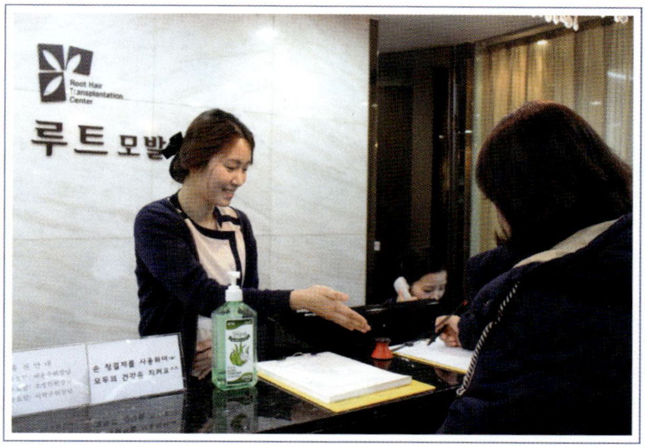

필수단어

毛发移植中心	máofàyízhízhōngxīn	모발이식센터
挂号处	guàhàochù	접수처
预约	yùyuē	예약하다
通过	tōngguò	통하다, 지나다
电子邮件	diànzǐyóujiàn	메일
眉毛	méimao	눈썹
种眉毛	zhòngméimao	눈썹모발이식(술)
照片	zhàopiàn	사진
年轻	niánqīng	젊은, 어린
候诊室	hòuzhěnshì	대기실
治疗	zhìliáo	진료하다
介绍	jièshào	안내하다, 소개하다
安排	ānpái	(시간 등을) 안배하다
拜托	bàituō	부탁하다

진료실 诊所 zhěnsuǒ

01 모발이식술(남성형 탈모) 毛发移植术(男性型脱发)

máofàyízhíshù nánxìngxíng tuōfà

MP3 진료실[모발이식술] 남성형 탈모

顾客(고객)
gùkè

最近脱发很厉害，特别是前边。
zuìjìn tuōfà hěn lìhai tèbié shì qiánbiān
요새 머리카락이 많이 빠집니다. 특히 앞쪽이 심합니다.

医生(의사)
yīshēng

我看您的额头前边掉成了M字型，
wǒ kàn nín de étóu qiánbiān diàochéng le Mzìxíng
이마의 앞쪽이 M자 형으로 빠진걸 보니

这是典型的男性型脱发。
zhè shì diǎnxíng de nánxìngxíng tuōfà
전형적인 남성형 탈모입니다.

顾客(고객)
gùkè

有能治的口服药和抹的药吗？
yǒu néng zhì de kǒufúyào hé mǒ de yào ma
복용약과 바르는 약으로 가능합니까?

医生(의사)
yīshēng

会好一些，不过为了矫正M字型还要做毛发移植。
huì hǎo yìxiē búguò wèile jiǎozhèng Mzìxíng háiyào zuò máofà yízhí
좋아지지만, M자가 교정되려면 결국 모발이식을 하셔야 합니다.

顾客(고객)
gùkè

为什么要毛发移植?
wèishénme yào máofà yízhí
왜 모발이식을 해야하죠?

医生(의사)
yīshēng

头顶的药物治疗比较好，但是药物治疗对发际线没有效果。
tóudǐng de yàowùzhìliáo bǐjiào hǎo dànshì yàowùzhìliáo duì fàjìxiàn méiyǒu xiàoguǒ
정수리는 비교적 약물치료가 가능하지만 헤어라인은 불가능하기 때문입니다.

顾客(고객)
gùkè

是这样啊，请说明一下治疗过程。
shì zhèyàng a qǐng shuōmíng yíxià zhìliáo guòchéng
그렇군요. 치료과정을 설명해주세요.

医生(의사)
yīshēng

毛发移植是把不受脱发影响的
máofà yízhí shì bǎ búshòu tuōfà yǐngxiǎng de
모발이식은 탈모의 영향을 받지 않는

后部的头发移植到需要的地方。
hòubù de tóufà yízhí dào xūyào de dìfang
뒷머리 부분의 모발을 채취해서 원하는 부위에 이식하는 수술입니다.

顾客(고객)
gùkè

移植后就不脱发了吗?
yízhí hòu jiù bù tuōfà le ma
심은 모발은 안빠지나요?

医生(의사)
yīshēng

是的，但是因为其它的部分还可能会脱发，
shìde dànshì yīnwèi qítā de bùfen hái kěnéng huì tuōfà
네. 하지만 나머지 부위는 탈모가 또 진행될 수 있으므로

所以结合药物疗法就会更好了。
suǒyǐ jiéhé yàowù liáofǎ jiù huì gèng hǎo le
약물 요법과 함께하면 더 좋습니다.

毛发移植手术有两种方法,
máofà yízhí shǒushù yǒu liǎngzhǒng fāngfǎ
모발이식 수술은 두 가지 방법이 있습니다.

一种要开刀, 一种不用开刀。
yìzhǒng yào kāidāo yìzhǒng búyòng kāidāo
하나는 절개방식 또 하나는 비절개방식입니다.

顾客(고객)
gùkè

两种方法都给我说明一下。
liǎngzhǒng fāngfǎ dōu gěi wǒ shuōmíng yíxià
두 가지 방법에 대해서 설명해주세요.

医生(의사)
yīshēng

开刀方法是切开后脑勺部位的一部分头皮,
kāidāo fāngfǎ shì qiēkāi hòunǎosháo bùwèi de yíbùfen tóupí
절개방식은 후두부의 두피를 일부 절개해서

再切取毛囊的方法。非开刀方式是不用切开头皮,
zài qiēqǔ máonáng de fāngfǎ fēikāidāo fāngshì shì búyòng qiēkāi tóupí
모낭을 채취하는 방식이고 비절개방식은 두피를 절개하지 않고

使用特殊的器械直接切取毛囊的方法。
shǐyòng tèshū de qìxiè zhíjiē qiēqǔ máonáng de fāngfǎ
특수한 기구로 직접 모낭을 채취하는 방식입니다.

顾客(고객)
gùkè

我用哪种方法好呢?
wǒ yòng nǎzhǒng fāngfǎ hǎo ne
저에게는 어느 수술방법이 좋나요?

医生(의사)
yīshēng

根据您的情况,
gēnjù nín de qíngkuàng
고객님의 상태로 봐서

两种方法一起用效果更好。
liǎngzhǒng fāngfǎ yìqǐ yòng xiàoguǒ gèng hǎo
절개방식과 비절개방식을 같이 하면 효과가 더 좋을 거 같습니다.

顾客(고객)
gùkè

移植后多长时间能长出新发?
yízhí hòu duōchángshíjiān néng zhǎngchū xīnfà
이식 후 머리는 언제부터 나기 시작하나요?

医生(의사)
yīshēng

毛发移植两个周后开始到三个月左右会脱落,
máofà yízhí liǎnggezhōu hòu kāishǐ dào sāngeyuè zuǒyòu huì tuōluò
심은 모발은 대략 2주부터 3개월까지 빠졌다가

然后就会长出新发。
ránhòu jiù huì zhǎngchū xīnfà
3개월이 지나면서 다시 성장합니다.

顾客(고객)
gùkè

我想早点儿做手术, 什么时候可以?
wǒ xiǎng zǎodiǎnr zuò shǒushù shénmeshíhou kěyǐ
수술을 빨리 하고 싶습니다. 언제 가능한가요?

医生(의사)
yīshēng

手术日期和费用请跟我们的工作人员商谈。
shǒushù rìqī hé fèiyòng qǐng gēn wǒmen de gōngzuòrényuán shāngtán
수술 날짜와 비용은 저희 직원이 상담해드릴 겁니다.

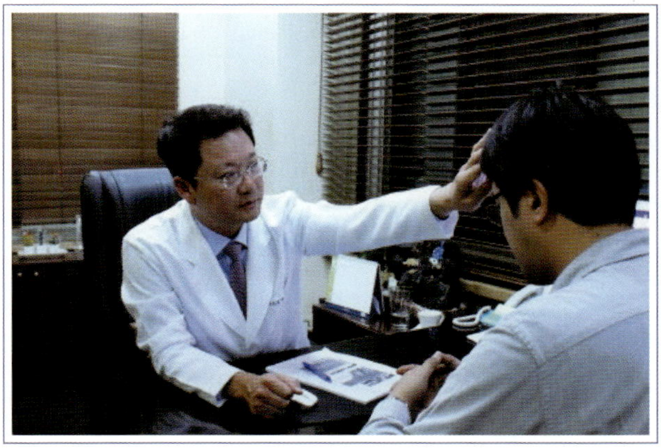

필수단어

男性型脱发	nánxìngxíngtuōfà	남성형 탈모
圆形脱发	yuánxíngtuōfà	원형 탈모
脱发	tuōfà	탈모
脱落 / 掉	tuōluò / diào	떨어지다, 빠지다
特别	tèbié	특히
厉害	lìhai	심하다
额头	étóu	이마
M字型	M zìxíng	M자 형
典型	diǎnxíng	전형적인
口服药	kǒufúyào	복용약
抹的药	mǒdeyào	바르는 약
矫正	jiǎozhèng	교정하다
毛发移植	máofàyízhí	모발이식
头顶	tóudǐng	정수리
药物治疗	yàowùzhìliáo	약물치료
发际线	fàjixiàn	헤어라인
效果	xiàoguǒ	효과
过程	guòchéng	과정
说明	shuōmíng	설명하다
影响	yǐngxiǎng	영향을 끼치다
毛发	máofà	모발, 머리카락
切取	qiēqǔ	채취하다
因为A，所以B	yīnwèiA suǒyǐB	A때문에 B하다
其它	qítā	기타, 나머지

药物疗法	yàowùliáofǎ	약물요법
结合	jiéhé	함께하다, 결합하다
方法	fāngfǎ	방법
开刀方法	kāidāofāngfǎ	절개방식(FUSS)
不用开刀方法	búyòngkāidāofāngfǎ	비절개방식(FUE)
后脑勺	hòunǎosháo	후두부
头皮	tóupí	두피
毛囊	máonáng	모낭
使用	shǐyòng	사용하다
特殊	tèshū	특수한
器械	qìxiè	기구
直接	zhíjiē	직접적
根据	gēnjù	~에 따르면
情况	qíngkuàng	상태, 상황
一起	yìqǐ	같이, 함께
效果	xiàoguǒ	효과
长出	zhǎngchū	(머리가)나다, 자라다
至A	zhìA	A까지
手术	shǒushù	수술
什么时候	shénmeshíhou	언제
手术日期	shǒushùrìqī	수술날짜
费用	fèiyòng	비용
商谈	shāngtán	상담하다

02 모발이식술(여성 헤어라인) 毛发移植术(女性发际线)

máofàyízhíshù nǚxìng fàjìxiàn

MP3 진료실[모발이식술] 여성 헤어라인

顾客(고객)
gùkè

因为我的额头很宽，所以看起来脸很大。
yīnwèi wǒ de étóu hěn kuān suǒyǐ kànqǐlái liǎn hěn dà
제 이마가 너무 넓어서 얼굴이 커보여요.

医生(의사)
yīshēng

我来看一下，因为前额又高又宽，
wǒ lái kàn yíxià yīnwèi qiáné yòu gāo yòu kuān
제가 한번 볼께요. 이마가 높고 넓으셔서

所以看起来是不均衡的脸型。
suǒyǐ kànqǐlái shì bù jūnhéng de liǎnxíng
얼굴형이 불균형해 보입니다.

顾客(고객)
gùkè

我做哪个手术好？
wǒ zuò nǎge shǒushù hǎo
어떻게 수술하면 좋을까요?

医生(의사)
yīshēng

使发际降低，缩小范围，就能做出漂亮的鸡蛋型脸型。
shǐ fàjì jiàngdī suōxiǎo fànwéi jiù néng zuòchū piàoliang de jīdànxíng liǎnxíng
이마선을 낮추고 좁혀서 예쁜 계란형 얼굴을 만들면 좋을 것 같습니다.

顾客(고객)
gùkè

在网上有很多不自然的照片，所以我有点担心。
zài wǎngshàng yǒu hěn duō búzìrán de zhàopiàn suǒyǐ wǒ yǒudiǎn dānxīn
인터넷에 떠도는 사진들을 보면 부자연스러운 것들도 많더라구요.
그래서 좀 걱정이 됩니다.

医生(의사)
yīshēng

是的，所了以发际线手术需要高超的技术。
shìde suǒyǐ fàjìxiàn shǒushù xūyào gāochāo de jìshù
네~ 그래서 헤어라인 수술은 고난도 기술을 필요로 합니다.

我们医院先要考虑您的脸型和额头型态，
wǒmen yīyuàn xiān yào kǎolǜ nín de liǎnxíng hé étóu xíngtài
저희 병원은 고객님의 얼굴형과 이마형태를 고려할 뿐만 아니라,

也进行考虑立体的设计和周围密度，
要做最自然的发际线。
yě jìnxíng kǎolǜ lìtǐ de shèjì hé zhōuwéi mìdù yàozuò zuì zìrán de fàjìxiàn
입체적 디자인과 주위의 밀도를 고려하여 최대한 자연스러운 헤어라인을 만들어 드립니다.

顾客(고객)
gùkè

是啊，听了您的说明，我就放心了。
shì a tīngle nín de shuōmíng wǒ jiù fàngxīn le
그렇군요. 말씀 들으니 신뢰가 갑니다.

医生(의사)
yīshēng

好啊，我会认真做手术的，请不要担心。
hǎo a wǒ huì rènzhēn zuò shǒushù de qǐng búyào dānxīn
네 수술은 정성껏 해드리니 너무 걱정 마세요

필수단어

女性前发际线	nǚxìngfàjìxiàn	여성 헤어라인
额头	étóu	이마
因为A，所以B	yīnwèiA suǒyǐB	A이기 때문에 B하다
宽	kuān	넓다
脸	liǎn	얼굴
看起来	kànqǐlái	~처럼 보이다
又A又B	yòuA yòuB	A이고 B이다
高	gāo	높다
脸型	liǎnxíng	얼굴형
不均衡	bùjūnhéng	불균형
手术	shǒushù	수술
发际	fàjì	이마선
降低	jiàngdī	낮추다
缩小	suōxiǎo	축소하다, 작게 하다
漂亮	piàoliang	예쁜
鸡蛋型	jīdànxíng	계란형
网上	wǎngshàng	인터넷
照片	zhàopiàn	사진
不自然	búzìrán	부자연스럽다
所以	suǒyǐ	그래서
担心	dānxīn	걱정이다
高超	gāochāo	고난도, 뛰어난
技术	jìshù	기술
需要	xūyào	필요하다, 요구되다

医院	yīyuàn	병원
额头型态	étóuxíngtài	이마형태
立体	lìtǐ	입체적
设计	shèjì	디자인
周围	zhōuwéi	주위
密度	mìdù	밀도
考虑	kǎolǜ	고려하다
最	zuì	제일, 최대
说明	shuōmíng	설명하다, 설명
放心	fàngxīn	마음을 놓다
认真	rènzhēn	정성껏, 열심히
不要	búyào	~하지마라
担心	dānxīn	걱정하다

CHINA

{ 모발이식 주의사항 } 毛发移植注意事项 máofàyízhí zhùyìshìxiàng

护士(간호사)
hùshi

最少二十四个小时以内不要活动，吃了处方药疼痛就会减轻。
zuìshǎo èrshísigexiǎoshí yǐnèi búyào huódòng chī le chǔfāngyào téngtòng jiù huì jiǎnqīng
최소 24시간은 안정을 취하시고 처방한 약을 드셔야 통증을 줄일 수 있습니다.

顾客(고객)
gùkè

这里边有镇痛药吗？
zhè lǐbiān yǒu zhèntòngyào ma
진통제도 들어있나요?

MP3
모발이식 주의사항

护士(간호사)
hùshi

有，如果疼痛厉害，可以加吃镇痛药。
yǒu rúguǒ téngtòng lìhai kěyǐ jiāchī zhèntòngyào
네. 만약 통증이 심하면 진통제를 추가 복용하시면 됩니다.

三至五天内额头会有点肿，
sān zhì wǔtiān nèi étóu huì yǒudiǎn zhǒng
3~5일 가량 이마 부위에 약간의 부기가 있을 수 있습니다.

要想预防额头肿，请在额头和眼部冷敷。
yàoxiǎng yùfáng étóu zhǒng qǐng zài étóu hé yǎnbù lěngfū
부기 예방을 위해 눈 주위와 이마 부위에 얼음찜질을 하세요.

顾客(고객)
gùkè

什么时候才能洗头发？
shénmeshíhou cáinéng xǐ tóufà
머리는 언제부터 감을 수 있나요?

护士(간호사)
hùshi

请在手术的第二天来医院洗发，后脑勺的头发还需要消毒。
qǐng zài shǒushù de dìèrtiān lái yīyuàn xǐfà hòunǎosháo de tóufà hái xūyào xiāodú
수술 다음날 내원해서 머리를 감고 뒷머리에 소독을 합니다.

CHINA

之后自己回家洗发，消毒就行。
zhīhòu zìjǐ huíjiā xǐfà xiāodú jiù xíng
그런 다음은 집에서 직접 머리를 감고 소독을 하세요.

顾客(고객)
gùkè

可以使用吹风机吗？
kěyǐ shǐyòng chuīfēngjī ma
드라이기 사용해도 되나요?

护士(간호사)
hùshi

可以，请用凉风吹干头发，不要用梳子梳头。
kěyǐ qǐng yòng liángfēngchuī gān tóufà búyào yòng shūzi shūtóu
네. 모발은 시원한 바람으로 말리시고 빗질은 하지마세요.

移植的部位会一点一点的结痂，一般两三周后结痂就会自然脱落。
yízhí de bùwèi huì yìdiǎn yìdiǎn de jiéjiā yìbān liǎngsānzhōu hòu jiéjiā jiù huì zìrán tuōluò
이식된 부위는 점점 작은 딱지가 생기며 보통 2~3주 정도면 자연적으로 떨어집니다.

顾客(고객)
gùkè

后脑勺什么时候拆线？
hòunǎosháo shénmeshíhou chāixiàn
뒷머리 실밥은 언제 제거하나요?

护士(간호사)
hùshi

两周后来医院拆线，如果来不了，请去附近的医院拆线。
liǎngzhōu hòu lái yīyuàn chāixiàn rúguǒ láibuliǎo qǐng qù fùjìn de yīyuàn chāixiàn
실밥 제거는 2주 후에 병원에서 합니다. 부득이 내원하지 못하시면 가까운 병원에서 제거하십시오.

顾客(고객)
gùkè

头发什么时候能正常生长？
tóufà shénmeshíhou néng zhèngcháng shēngzhǎng
모발은 언제부터 정상적으로 성장하나요?

CHINA

护士(간호사)
hùshi

移植的毛发手术后两周至三个月内会脱落，
yízhí de máofà shǒushù hòu liǎngzhōu zhì sāngeyuè nèi huì tuōluò
이식한 모발은 수술 후 2주부터 빠지기 시작하여 3개월까지 빠집니다.

然后会慢慢长出新发。
ránhòu huì mànmàn zhǎngchū xīnfà
그런 다음 서서히 다시 성장을 합니다.

要想有比较满意的效果的话，需要九到十个月的时间。
yàoxiǎng yǒu bǐjiào mǎnyì de xiàoguǒ dehuà xūyào jiǔ dào shígeyuè de shíjiān
어느 정도 만족하시려면 9~10개월이 걸립니다.

请您耐心等待。
qǐng nín nàixīn děngdài
여유를 가지고 천천히 기다리시면 됩니다.

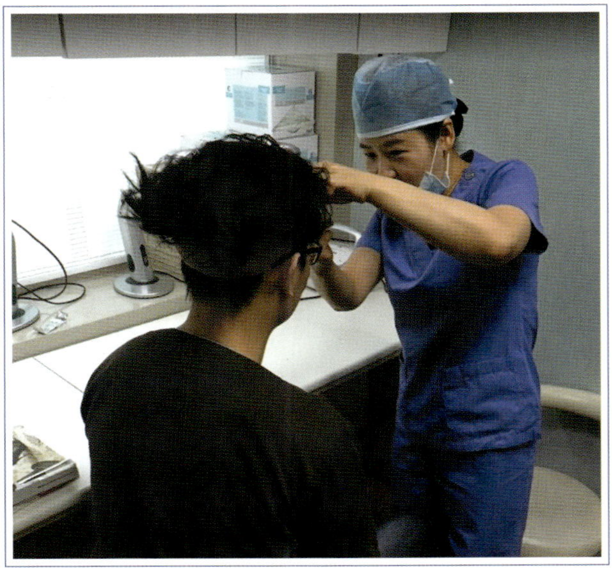

여기서 잠깐! 필수단어

最少	zuìshǎo	최소
处方药	chǔfāngyào	처방약
疼痛	téngtòng	통증
减轻	jiǎnqīng	줄다, 감소하다
镇痛药	zhèntòngyào	진통제
如果	rúguǒ	만약
厉害	lìhai	심하다
加	jiā	추가하다
额头	étóu	이마
肿	zhǒng	붓다, 부어오르다
预防	yùfáng	예방하다
眼部	yǎnbù	눈 주위
冷敷	lěngfū	얼음찜질
什么时候	shénmeshíhou	언제
洗头发	xǐtóufà	머리를 감다
手术	shǒushù	수술
第二天	dìèrtiān	다음날
后脑勺	hòunǎosháo	뒷머리
消毒	xiāodú	소독하다
需要	xūyào	필요하다
自己	zìjǐ	직접
使用	shǐyòng	사용하다
吹风机	chuīfēngjī	드라이기
凉风	liángfēng	시원한 바람
吹干	chuīgān	바람에 마르다
头发	tóufà	모발
梳头	shūtóu	빗질하다
梳子	shūzi	빗
部位	bùwèi	부위
一点一点	yìdiǎnyìdiǎn	점점, 조금씩
结痂	jiéjiā	딱지가 생기다
一般	yìbān	보통, 일반적으로
自然	zìrán	자연스럽게
脱落	tuōluò	떨어지다, 빠지다
拆线	chāixiàn	실밥을 풀다
附近	fùjìn	근처, 가까운
正常	zhèngcháng	정상적으로
生长	shēngzhǎng	자라다, 성장하다
移植	yízhí	이식하다
然后	ránhòu	그(런)다음
慢慢	mànmàn	서서히, 천천히
满意	mǎnyì	만족하다
效果	xiàoguǒ	효과
耐心	nàixīn	인내하다, 참다
等待	děngdài	기다리다

수술실 상황 手术情况 shǒushù qíngkuàng

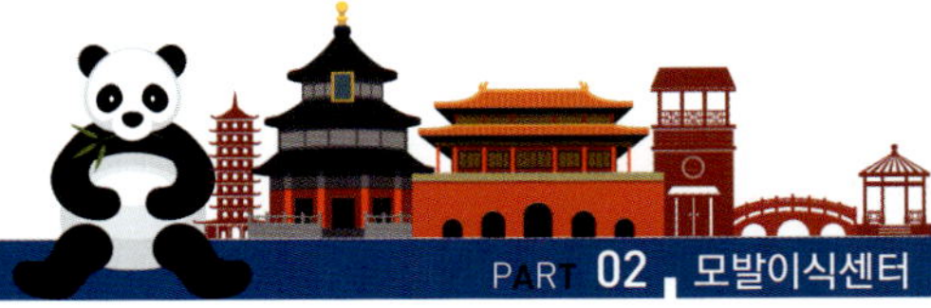

护士(간호사)
hùshi

请放松地趴在这个电动床上，手术马上就要开始了。
qǐng fàngsōng de pā zài zhège diàndòngchuángshàng shǒushù mǎshàng jiùyào kāishǐ le
이 전동침대에 편한 자세로 엎드려주세요. 곧 수술 시작합니다.

医生(의사)
yīshēng

后脑勺马上就要做局部麻醉了，会有一点疼。
hòunǎosháo mǎshàng jiùyào zuò júbù mázuì le huì yǒu yìdiǎn téng
뒷머리 부위에 부분마취 시행합니다. 조금 따끔하세요.

现在要切开一部分后脑勺。
xiànzài yào qiēkāi yíbùfen hòunǎosháo
뒷머리 일부분을 절개하겠습니다.

MP3
수술실 상황

顾客(고객)
gùkè

我很害怕。
wǒ hěn hàipà
너무 무서워요.

医生(의사)
yīshēng

已经做局部麻醉了，所以别担心，不会很疼。
yǐjing zuò júbù mázuì le suǒyǐ bié dānxīn búhuì hěn téng
부분마취 때문에 괜찮습니다. 너무 걱정 마세요.

顾客(고객)
gùkè

好，拜托了。
hǎo bàituō le
네~ 잘 부탁드립니다.

医生(의사)
yīshēng

现在缝合后脑勺。
xiànzài fénghé hòunǎosháo
이제 뒷머리 봉합합니다.

护士(간호사)
hùshi

马上就要给您设计发际线了。
mǎshàng jiùyào gěi nín shèjì fàjìxiàn le
곧 헤어라인 디자인 시작합니다.

医生(의사)
yīshēng

照镜子看一下设计得怎么样？
zhào jìngzi kàn yíxià shèjì de zěnmeyàng
거울 한번 보세요. 이런 디자인으로 어떠세요?

顾客(고객)
gùkè

我很满意。
wǒ hěn mǎnyì
네 딱 좋습니다.

医生(의사)
yīshēng

消毒后开始前边局部麻醉。
xiāodú hòu kāishǐ qiánbiān júbù mázuì
소독 후 앞쪽에 부분마취 들어갑니다.

顾客(고객)
gùkè

毛发移植也会疼吗？
máofà yízhí yě huì téng ma
모발 심는 것도 아픈가요?

医生(의사)
yīshēng

不那么疼，现在开始移植毛囊。
bú nàme téng xiànzài kāishǐ yízhí máonáng
그다지 아프지 않습니다. 모낭이식 시작합니다.

医生(의사)
yīshēng

手术结束了，今天辛苦了。
shǒushù jiéshùle jīntiān xīnkǔle
수술 끝났습니다. 오늘 고생 많으셨습니다.

全部注意事项及打针会有护士给您介绍。
quánbù zhùyìshìxiàng jí dǎzhēn huì yǒu hùshi gěi nín jièshào
전반적인 주의사항과 주사는 간호사가 설명해드릴 겁니다.

顾客(고객)
gùkè

非常感谢，院长也辛苦了。
fēicháng gǎnxiè yuànzhǎng yě xīnkǔle
정말 감사합니다, 원장님도 고생하셨습니다.

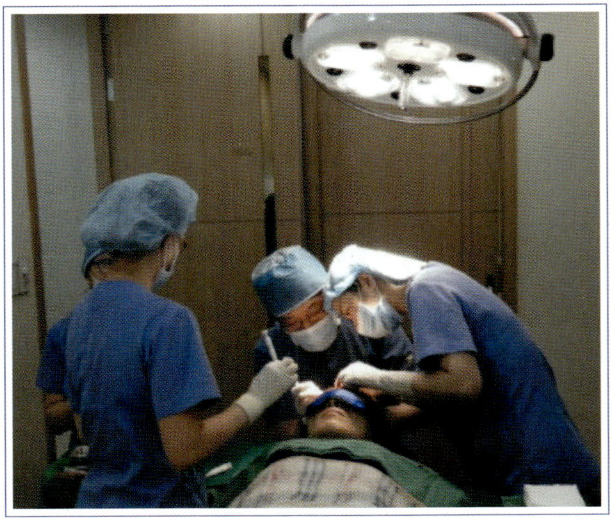

필수단어

电动床	diàndòngchuáng	전동침대
放松	fàngsōng	편안하다
趴	pā	엎드리다
马上	mǎshàng	곧, 바로
就要A了	jiùyào A le	곧A이다
手术	shǒushù	수술
开始	kāishǐ	시작하다
后脑勺	hòunǎosháo	뒷머리
局部麻醉	júbùmázuì	부분마취
一部分	yíbùfen	일부분
切开	qiēkāi	절개하다
害怕	hàipà	무섭다
拜托	bàituō	부탁드리다
缝合	fénghé	봉합하다
发际线	fàjìxiàn	헤어라인
设计	shèjì	디자인
照镜子	zhàojìngzi	거울을 보다
满意	mǎnyì	만족하다, 좋다
消毒	xiāodú	소독하다
毛发	máofà	모발
移植	yízhí	이식하다
现在	xiànzài	지금
结束	jiéshù	끝나다
辛苦了	xīnkǔle	고생하셨습니다
全部	quánbù	전반의, 전체의
打针	dǎzhēn	주사맞다
了解	liǎojiě	이해하다
注意事项	zhùyìshìxiàng	주의사항

모발이식과정 毛发移植过程 máofàyízhí guòchéng

01 절개식(FUSS)

1 | 후두부 정리后脑勺整理 hòunǎosháo zhěnglǐ

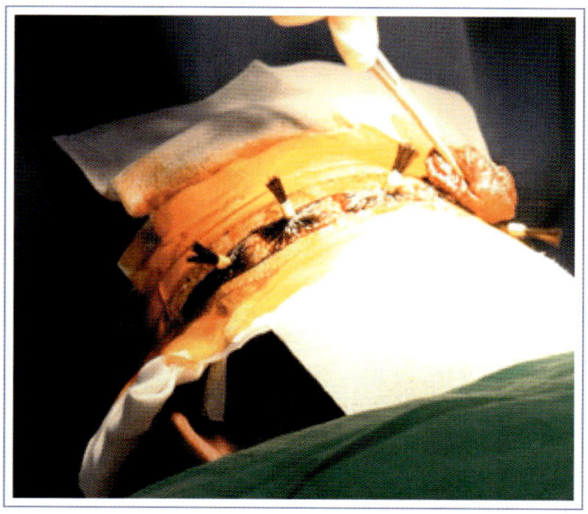

2 | 후두부 소독后脑勺消毒 hòunǎosháo xiāodú

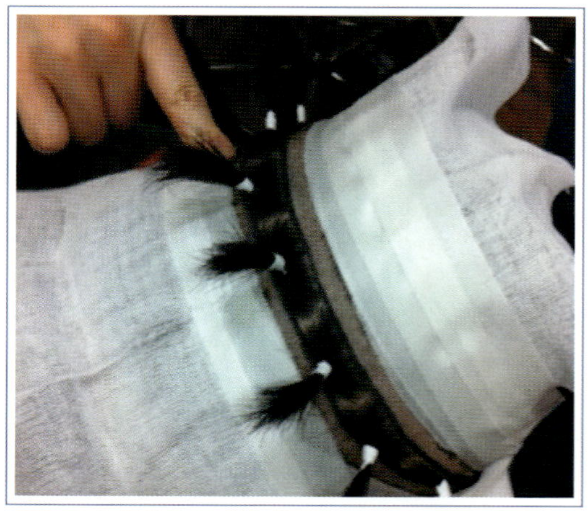

3 | 후두부 마취后脑勺麻醉 hòunǎosháo mázuì

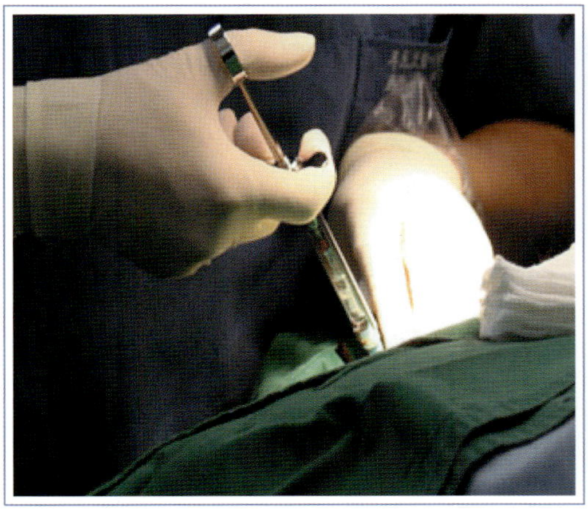

4 | 후두부 절개后脑勺切开 hòunǎosháo qiēkāi

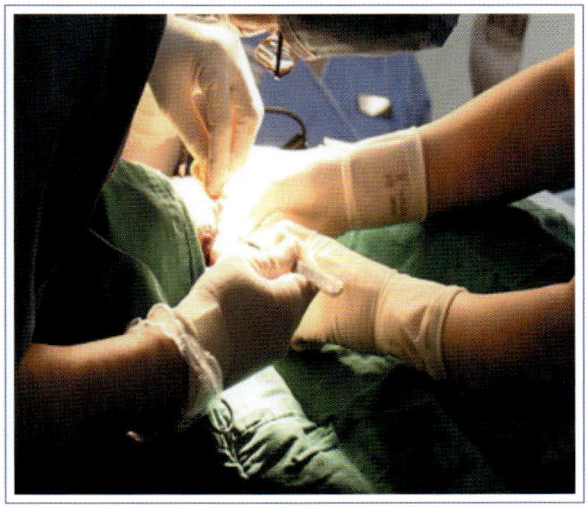

5 | 모낭 분리毛囊分离 máonáng fēnlí

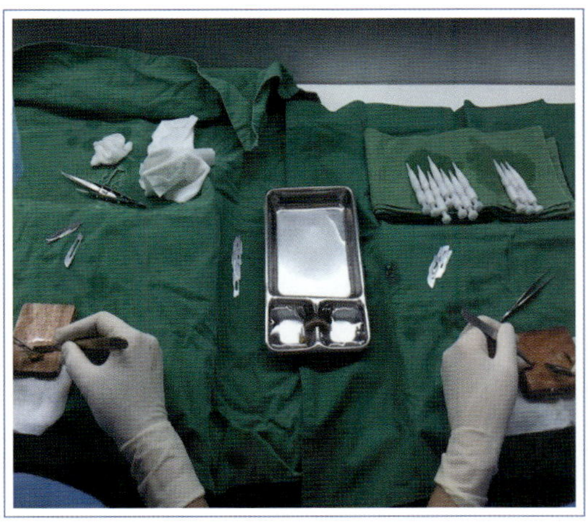

6 | 후두부 봉합后脑勺缝合 hòunǎosháo fénghé

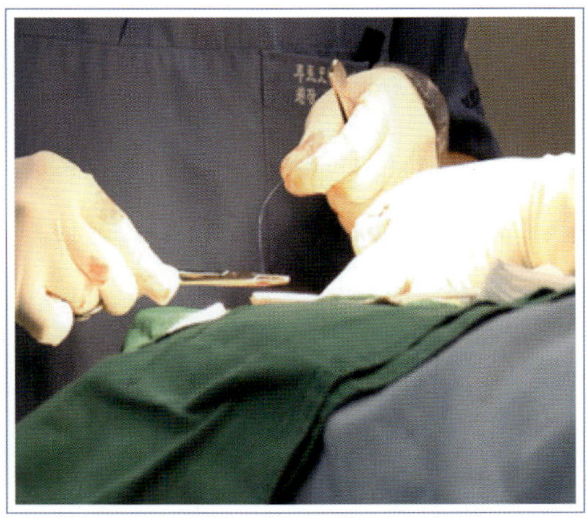

7 | 소독消毒 xiāodú

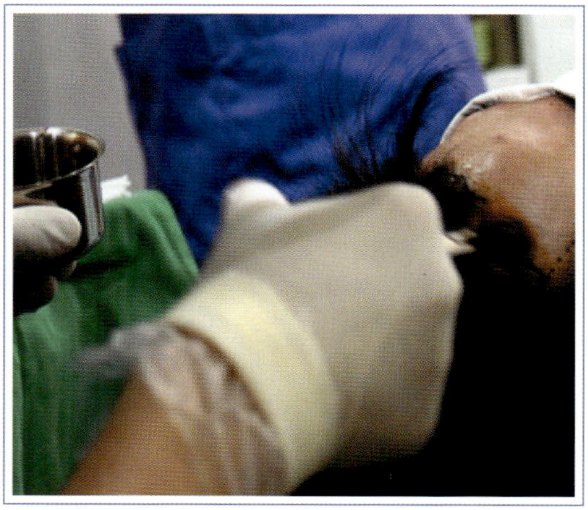

8 | 이식부위 디자인移植部位设计 yízhí bùwèi shèjì

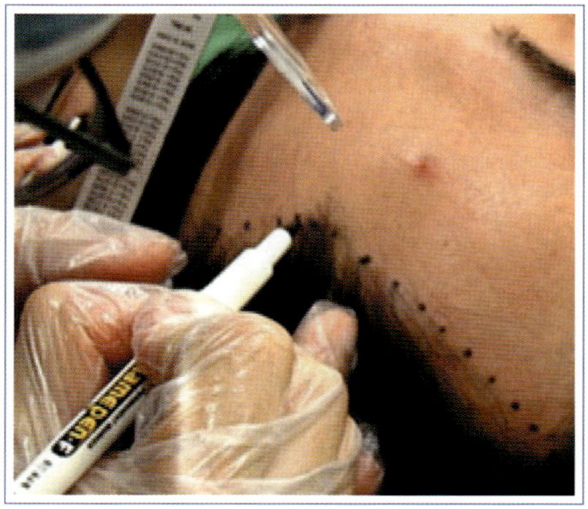

9 | 부분마취局部麻醉 júbùmázuì

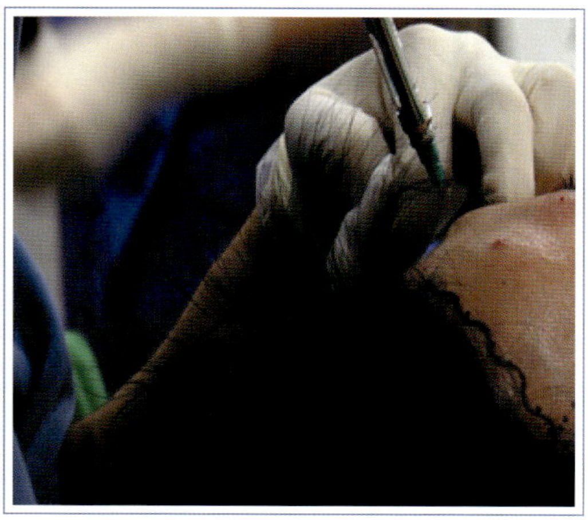

10 | 식모기에 모낭장착在植发仪上安装毛囊
zàizhífàyíshàng ānzhuāng máonáng

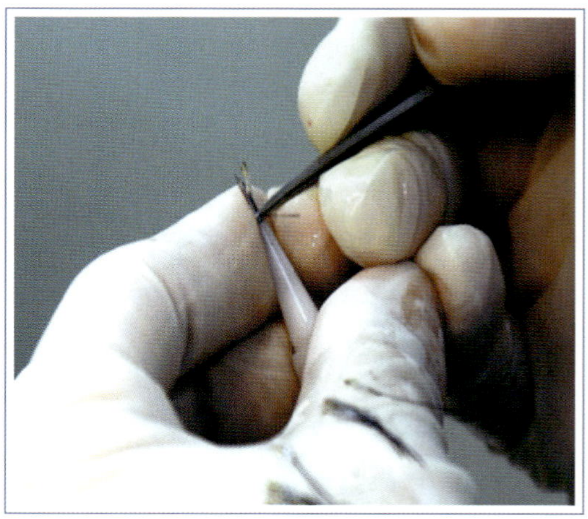

11 | 모발이식毛发移植 máofàyízhí

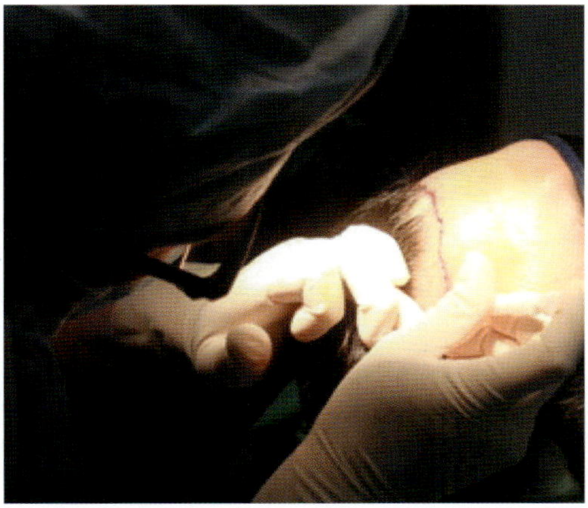

02 비절개식(FUE)

1 | 헤어컷剪头发 jiǎntóufà

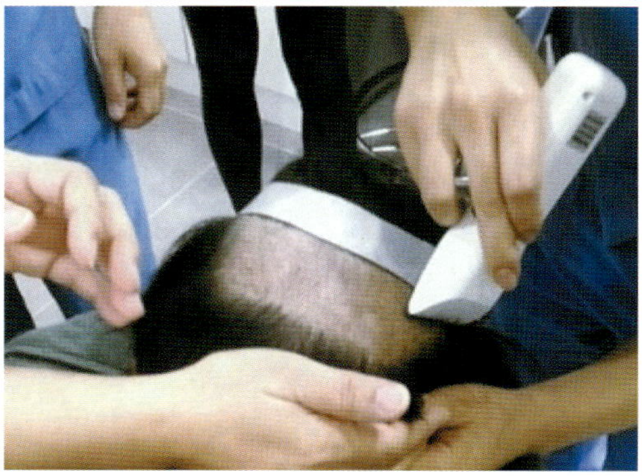

2 | 디자인设计 shèjì

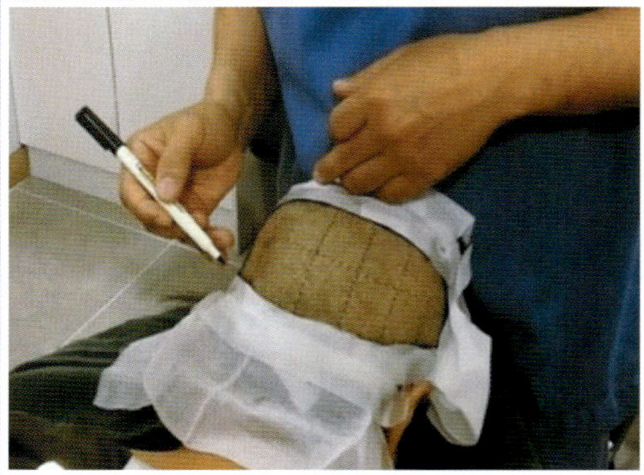

3 | 소독消毒 xiāodú

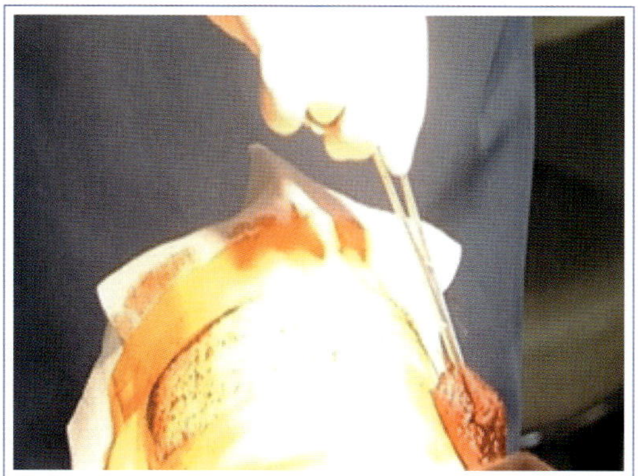

4 | 초음파스캔超声波扫描 chāoshēngbō sǎomiáo

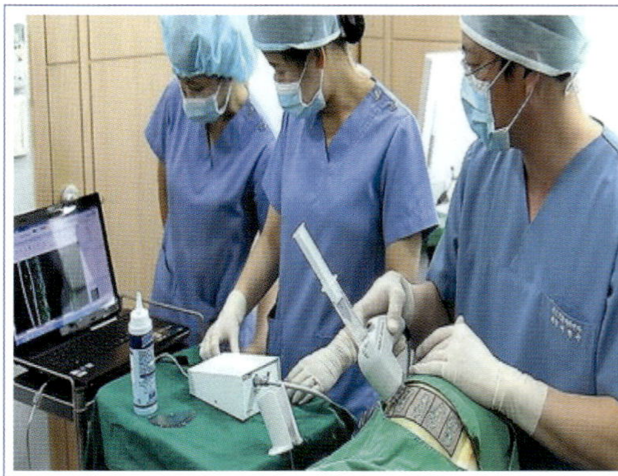

5 | 부분마취局部麻醉 júbùmázuì

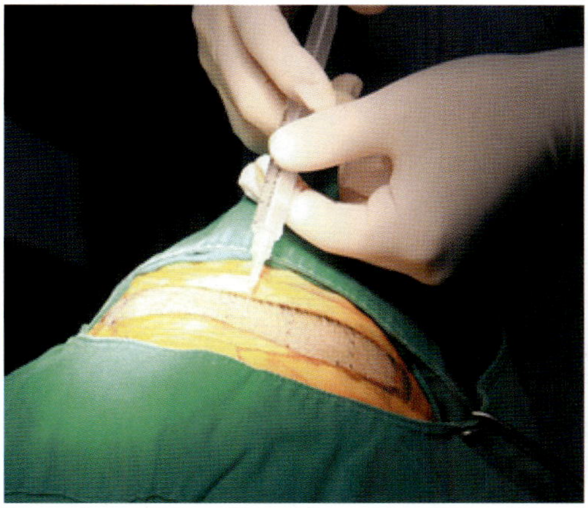

6 | 모낭펀치毛囊提取 máonáng tíqǔ

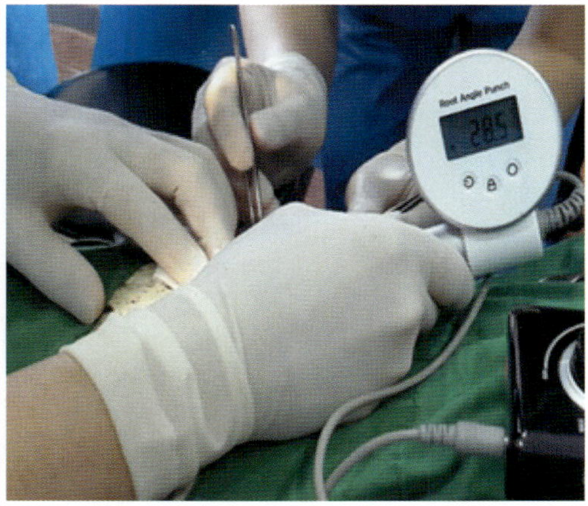

7 | 분리된 모낭分离的毛囊 fēnlí de máonáng

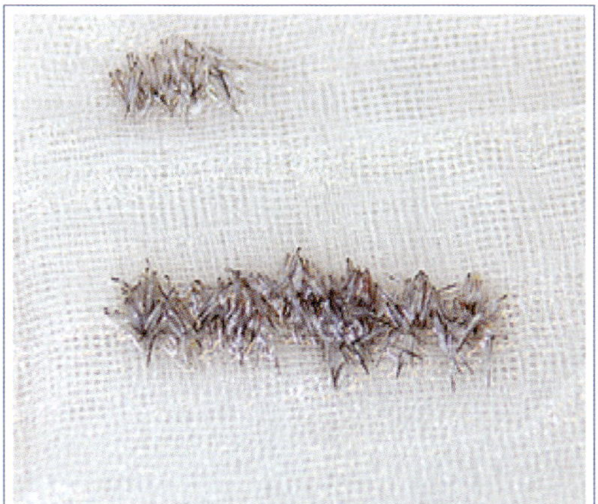

8 | 이식부위 디자인移植部位设计 yízhí bùwèi shèjì

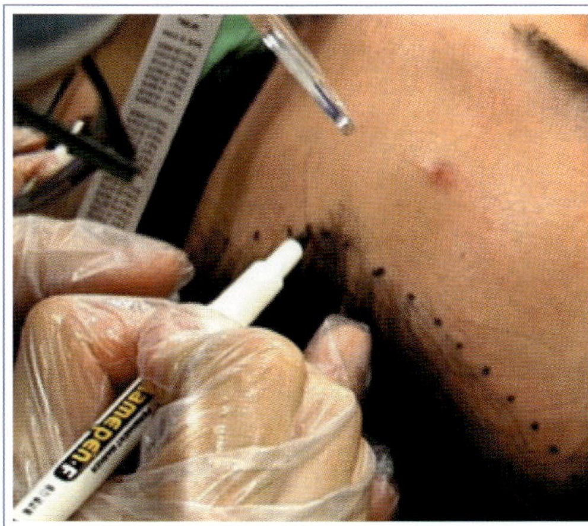

9 | 소독消毒 xiāodú

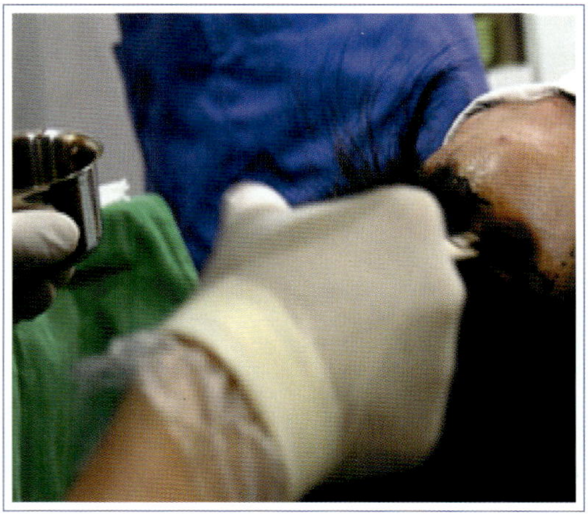

10 | 부분마취局部麻醉 júbùmázuì

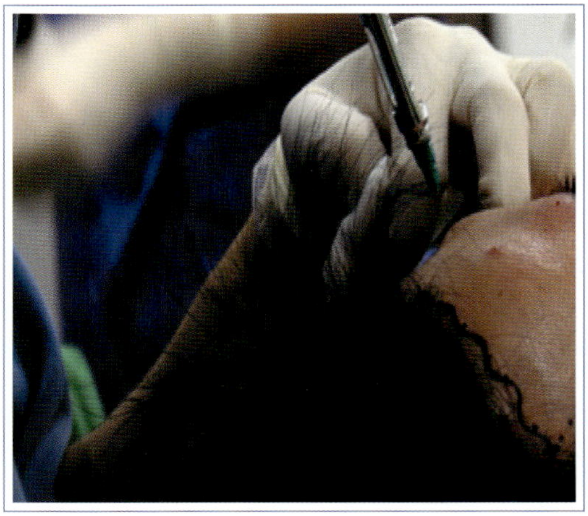

11 | 식모기에 모낭장착在植发仪上安装毛囊 zàizhífàyíshàng ānzhuāng máonáng

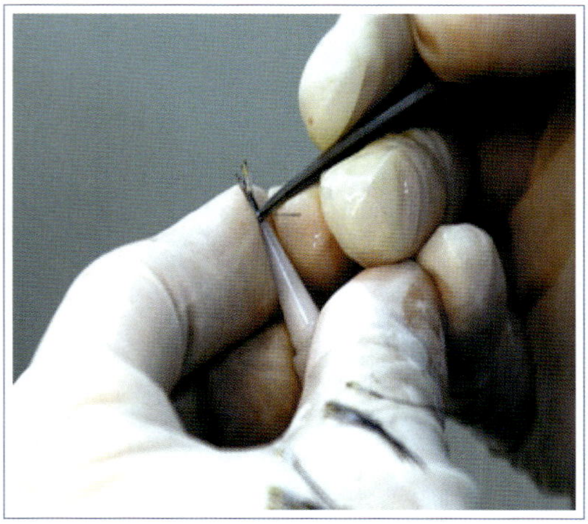

12 | 모발이식毛发移植 máofàyízhí

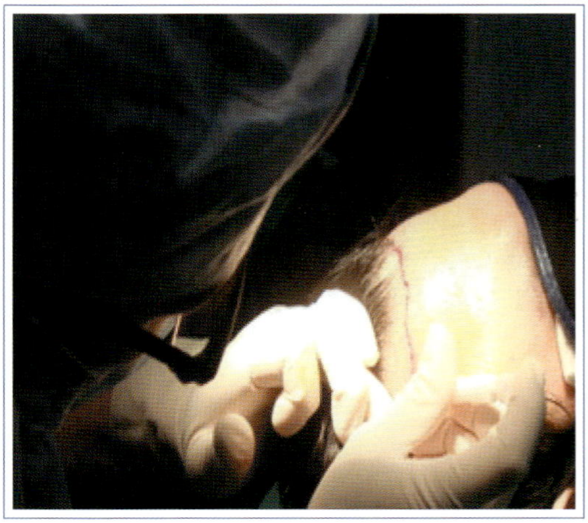

모발이식 후 관리과정

01 모발이식 후 다음날

1 | 샴푸洗发露 xǐfàlù

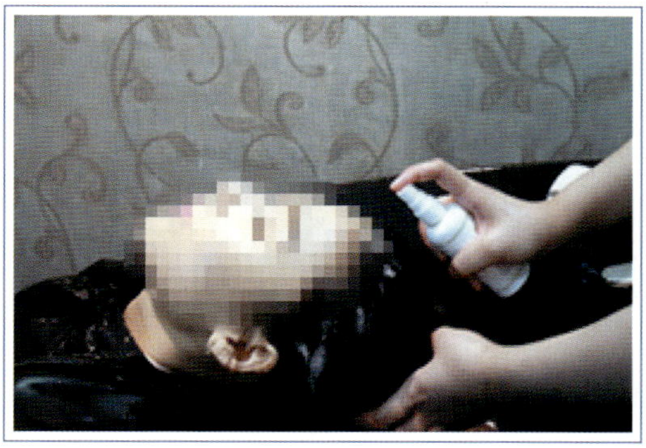

2 | 머리말리기吹干头发 chuīgāntóufà

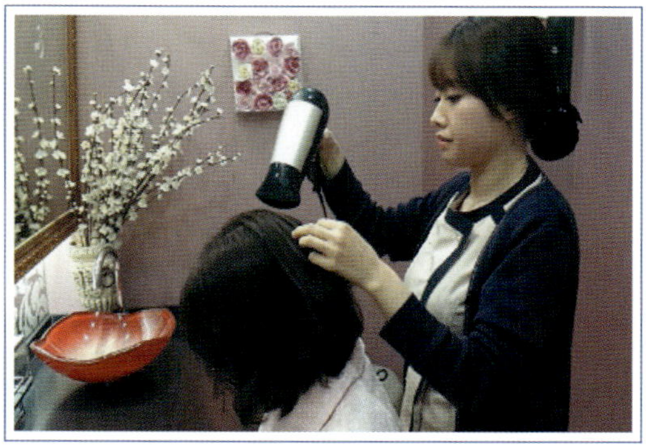

3 | 재생솔루션 도포涂抹再生液 túmǒ zàishēngyè

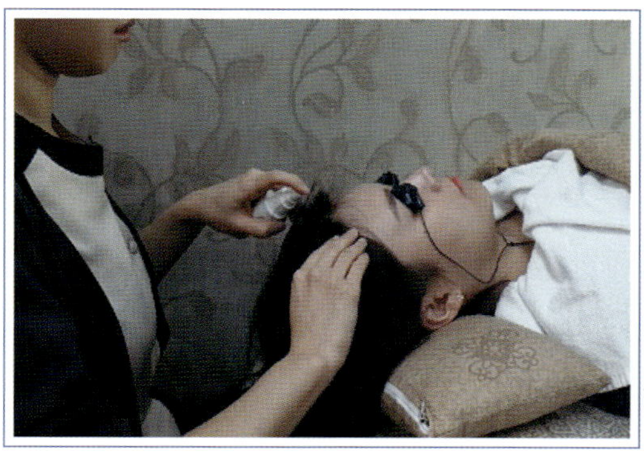

4 | LED치료LED治疗 LED zhìliáo

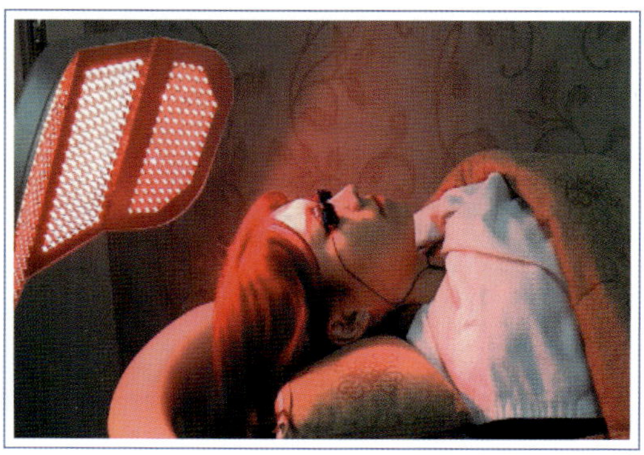

5 | 소독消毒 xiāodú

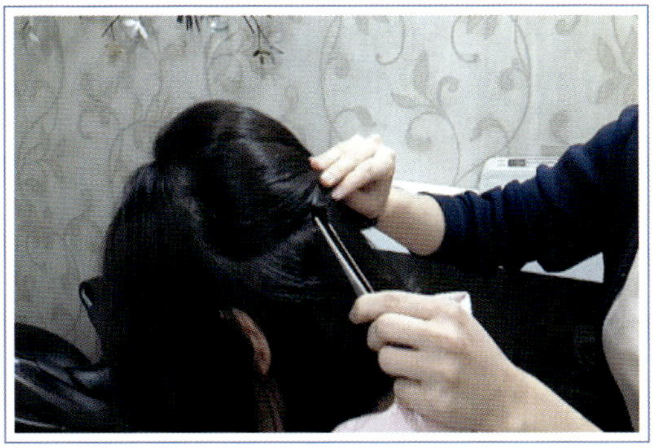

02 모발이식 후 2주

1 | 실밥제거拆线 chāixiàn

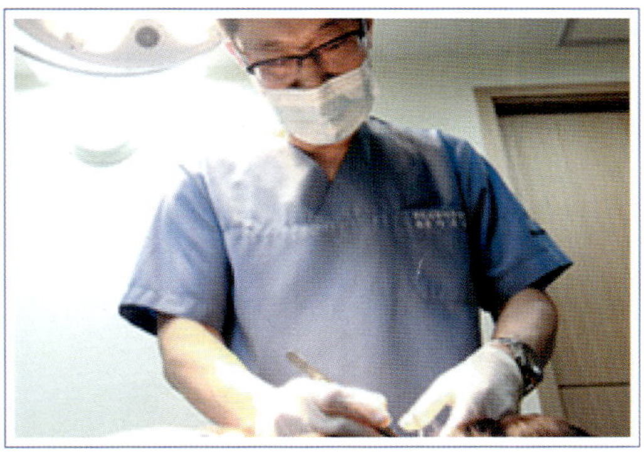

2 | 이식부위 딱지관리移植部位结痂管理 yízhíbùwèi jiéjiāguǎnlǐ

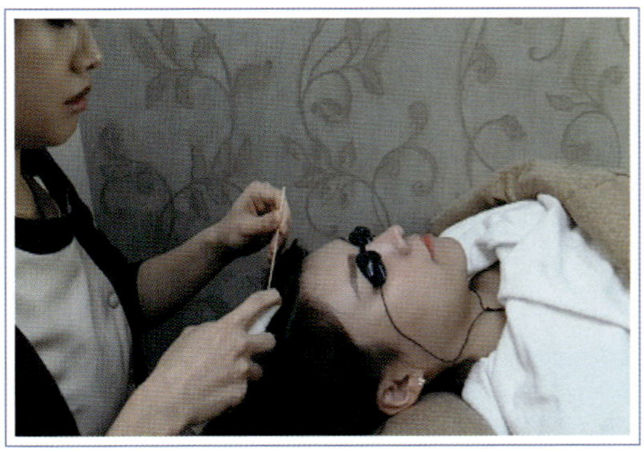

3 | LED치료LED治疗 LED zhìliáo

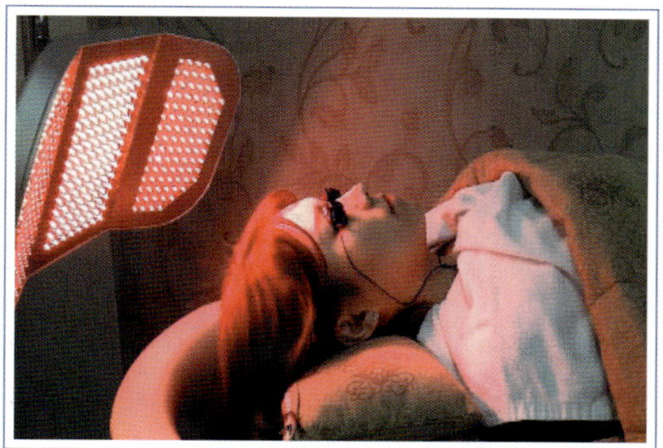

03 모발이식 후 4주

1 | 헤어셀 H-CELL

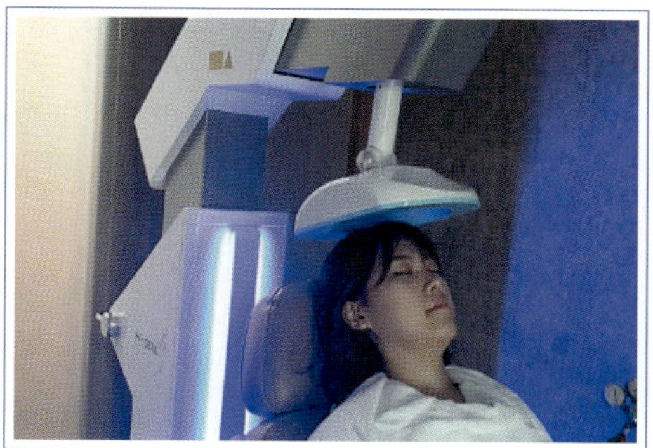

2 | 메조테라피/두피주사头皮注射 tóupí zhùshè

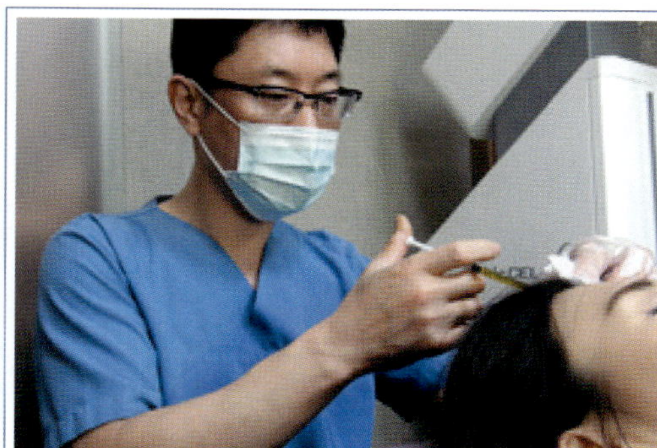

04 모발이식 후 6주

1 | 각질 연화제角质软化剂 jiǎozhì ruǎnhuàjì

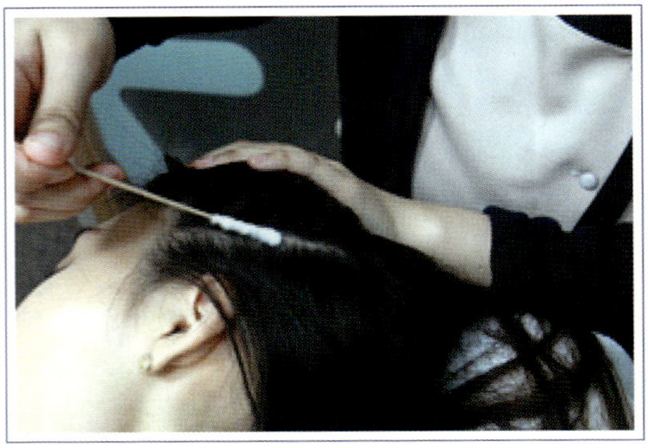

2 | 두피지압头皮推拿指压 tóupí tuīná zhǐyā

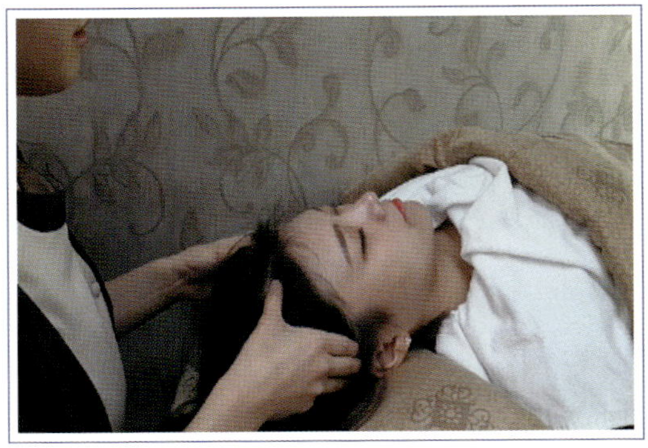

3 | 두피 스케일링 및 영양침투头皮换肤营养渗透 tóupí huànfū yíngyǎng shèntòu

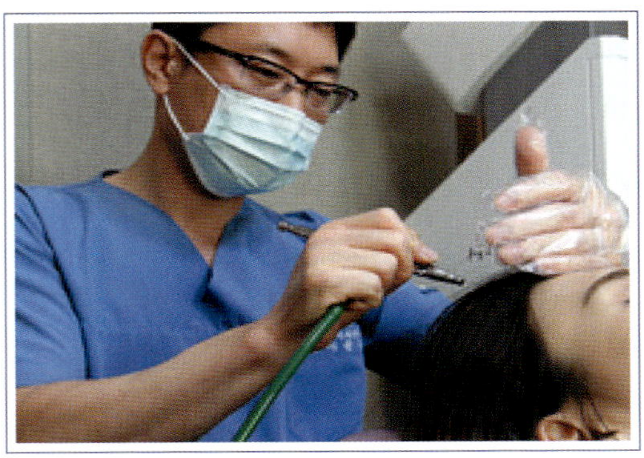

4 | LED치료LED治疗 LED zhìliáo

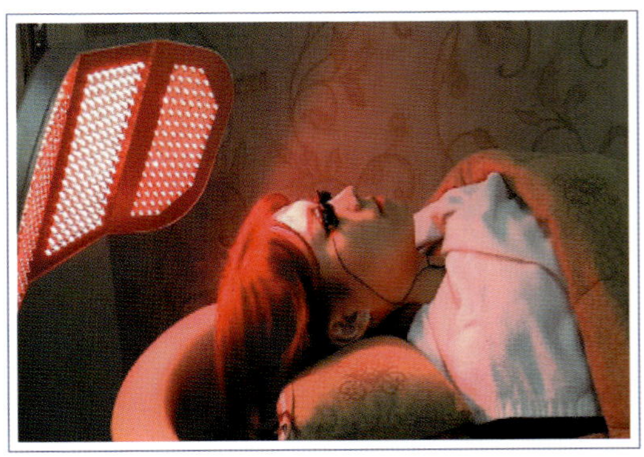

5 | 어깨, 뒷목 지압肩膀，后颈推拿指压
jiānbǎng hòujǐng tuīná zhǐyā

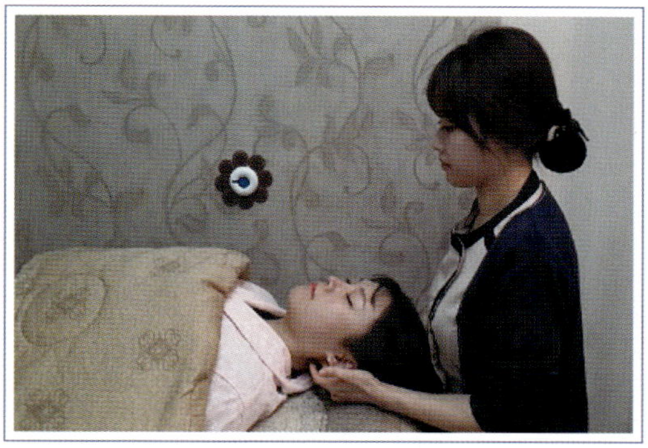

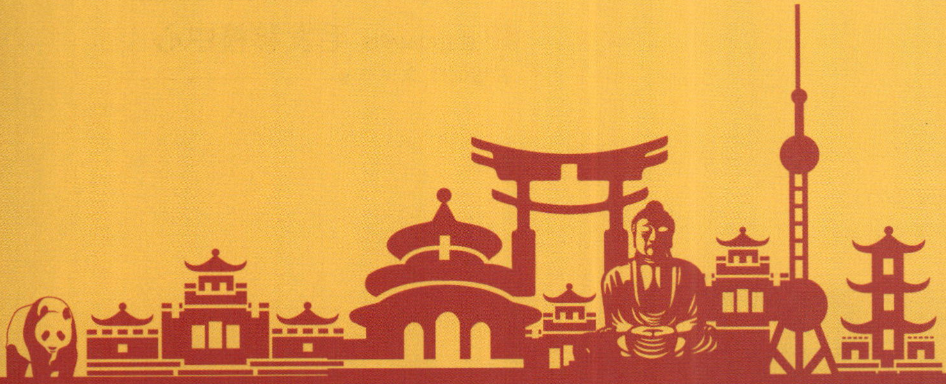

의료미용**중국어**

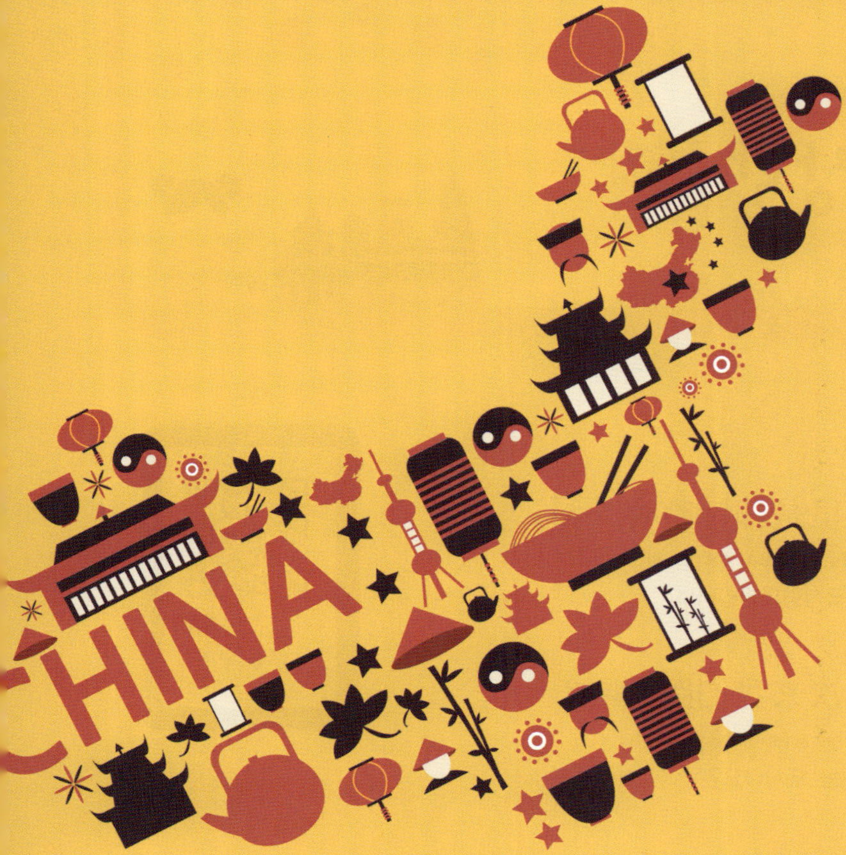

PART

03

성형외과

整容外科
(zhěngróngwàikē)

사진출처 디럭스성형외과

접수처 상황 在挂号处 zài guàhàochù

MP3
접수처 상황

工作人员(직원)
gōngzuòrényuán

您好，这里是韩国整容外科，
nínhǎo zhèli shì hánguó zhěngróngwàikē
안녕하세요, 한국성형외과입니다.

您是第一次来我们医院吗？
nín shì dìyīcì lái wǒmen yīyuàn ma
저희 병원은 처음 오시나요?

顾客(고객)
gùkè

是，第一次来。
shì dìyīcì lái
처음 왔어요.

工作人员(직원)
gōngzuòrényuán

请填写姓名、住所、出生年月日等信息。
qǐng tiánxiě xìngmíng zhùsuǒ chūshēngniányuèrì děng xìnxī
성함과, 주소, 생년월일 등 당신의 정보를 여기에 써주세요.

顾客(고객)
gùkè

都写好了，在这儿。
dōu xiěhǎo le zài zhèr
여기 다 작성했어요.

工作人员(직원)
gōngzuòrényuán

您想咨询什么？
nín xiǎng zīxún shénme
어떤 상담을 원하세요?

顾客(고객)
gùkè

我想做眼部矫正。
wǒ xiǎng zuò yǎnbù jiǎozhèng
눈매교정을 하고 싶어요.

工作人员(직원)
gōngzuòrényuán

知道了，我们一会儿为您安排治疗。
zhīdàole wǒmen yíhuìr wèi nín ānpái zhìliáo
알겠습니다. 잠시 후 진료 안내하겠습니다.

顾客(고객)
gùkè

谢谢。
xièxie
감사합니다.

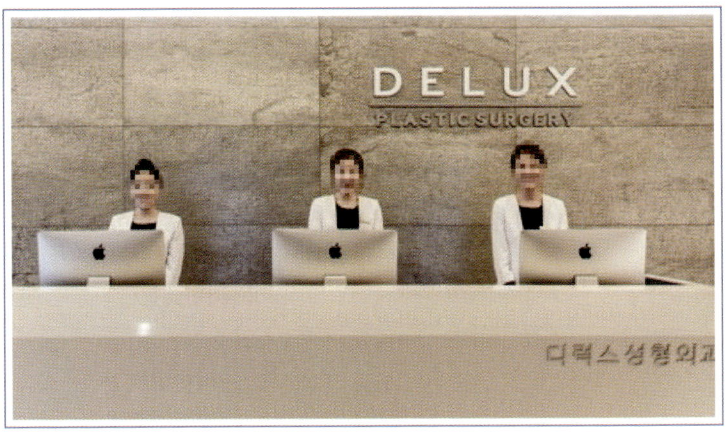

필수단어

整容外科	zhěngróngwàikē	성형외과
挂号处	guàhàochù	접수처
医院	yīyuàn	병원
第一次	dìyīcì	처음
姓名	xìngmíng	성함
住所	zhùsuǒ	주소
出生年月日	chūshēngniányuèrì	생년월일
信息	xìnxī	정보
写	xiě	쓰다
咨询	zīxún	상담하다
眼部矫正	yǎnbùjiǎozhèng	눈매교정
安排	ānpái	안내하다

진료실 诊所 zhěnsuǒ

01 쌍커풀 수술双眼皮手术 shuāngyǎnpí shǒushù

MP3 진료실 [쌍커풀 수술]

顾客(고객)
gùkè

我想做双眼皮手术。
wǒ xiǎng zuò shuāngyǎnpí shǒushù
쌍커풀 수술을 하고 싶어요.

医生(의사)
yīshēng

双眼皮手术一般有两种,
shuāngyǎnpí shǒushù yìbān yǒu liǎngzhǒng
쌍커풀 수술 방법은 일반적으로 두 종류를 많이 합니다.

一种是埋线法, 另一种是切割法。
yìzhǒng shì máixiànfǎ lìng yìzhǒng shì qiēgēfǎ
하나는 매몰법, 나머지 하나는 절개법입니다.

顾客(고객)
gùkè

我想有双大眼睛, 看上去很有精神。
wǒ xiǎng yǒu shuāng dàyǎnjing kànshàngqù hěn yǒu jīngshén
전 눈이 크고 시원시원하게 보이게 수술하고 싶어요.

医生(의사)
yīshēng

根据你单眼皮的厚度和脂肪状态,
gēnjù nǐ dānyǎnpí de hòudù hé zhīfáng zhuàngtài
외커풀에 눈의 두께와 지방상태로 봐서

我推荐你用切割法。

wǒ tuījiàn nǐ yòng qiēgēfǎ

절개법을 추천하고 싶네요.

顾客(고객)
gùkè

什么时候能正常生活呢？

shénmeshíhou néng zhèngcháng shēnghuó ne

일상생활은 언제부터 가능한가요?

医生(의사)
yīshēng

大约七天后会消肿，一个月后就自然了。

dàyuē qītiān hòu huì xiāozhǒng yígeyuè hòu jiù zìrán le

대략 7일 정도면 붓기가 가라앉고 한 달 정도면 자연스러워집니다.

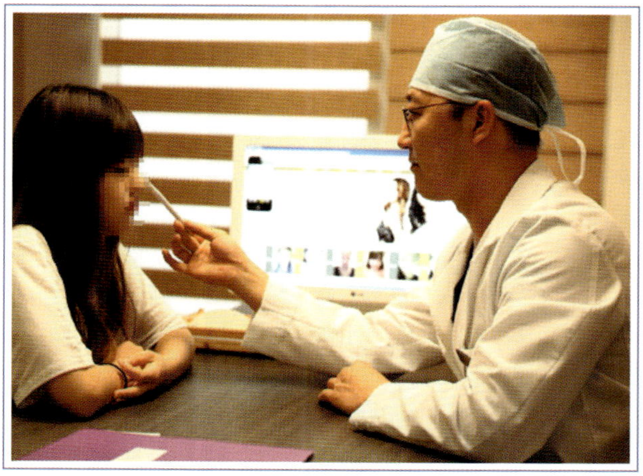

쌍꺼풀 수술 주의사항

双眼皮手术注意事项 shuāngyǎnpí shǒushù zhùyìshìxiàng

护士(간호사) hùshi

手术后两三天要冷敷，从第四天开始做一周的温敷。
shǒushù hòu liǎngsāntiān yào lěngfū cóng dìsitiān kāishǐ zuò yìzhōu de wēnfū
수술 후 2~3일간 냉찜질을 하시고 4일째부터 1주간 온찜질을 하세요.

顾客(고객) gùkè

眼睛什么时候能化妆？
yǎnjing shénmeshíhou néng huàzhuāng
눈 화장은 언제부터 가능한가요?

护士(간호사) hùshi

拆线二十四个小时后就可以了，但最好是两三天后再开始化妆。
chāixiàn èrshísìgexiǎoshí hòu jiù kěyǐ le dàn zuìhǎo shì liǎngsāntiān hòu zài kāishǐ huàzhuāng
실밥 제거 후 24시간 후 가능하지만 2~3일 후부터 하시는 것이 더 좋습니다.

手术后不要揉搓眼部，不要强行揭掉结痂。
shǒushù hòu búyào róucuo yǎnbù búyào qiángxíng jiēdiào jiéjiā
수술 후 눈을 비비거나 딱지를 억지로 떼지 마세요.

顾客(고객) gùkè

好的，什么时候能戴隐形眼镜？
hǎode shénmeshíhou néng dài yǐnxíngyǎnjìng
네. 렌즈는 언제부터 착용할 수 있나요?

护士(간호사) hùshi

一般三周后再戴隐形眼镜。
yìbān sānzhōu hòu zài dài yǐnxíngyǎnjìng
보통 3주 후부터 착용 가능합니다.

CHINA

여기서 잠깐! 필수단어

중국어	병음	뜻	중국어	병음	뜻
双眼皮手术	shuāngyǎnpíshǒushù	쌍꺼풀 수술	消肿	xiāozhǒng	붓기가 가라앉다
法	fǎ	방법	自然	zìrán	자연스럽다
一般	yìbān	일반적으로, 보통	冷敷	lěngfū	냉찜질
种	zhǒng	종류	温敷	wēnfū	온찜질
埋线法	máixiànfǎ	매몰법	化妆	huàzhuāng	화장하다
切割法	qiēgēfǎ	절개법	拆线	chāixiàn	실밥을 풀다
眼睛	yǎnjing	눈	可以	kěyǐ	가능하다
单眼皮	dānyǎnpí	외꺼풀	但 / 但是	dàn / dànshì	그러나
厚度	hòudù	두께	揉搓	róucuo	비비다
脂肪状态	zhīfángzhuàngtài	지방상태	结痂	jiéjiā	딱지가 생기다
推荐	tuījiàn	추천하다	强行	qiángxíng	억지로, 강제로
什么时候	shénmeshíhou	언제	揭掉	jiēdiào	떼다
正常活动	zhèngchánghuódòng	일상생활	隐形眼镜	yǐnxíngyǎnjìng	렌즈
大约	dàyuē	대략	戴	dài	착용하다

02 코 수술隆鼻 lóngbí

MP3
진료실
[코 수술]

顾客(고객)
gùkè

我的鼻梁太塌了，想做隆鼻手术。
wǒ de bíliáng tài tā le xiǎng zuò lóngbí shǒushù
제 코가 너무 낮아요, 코 성형수술을 하고 싶어요.

医生(의사)
yīshēng

根据您的脸型，要在您的鼻尖处植入软骨，
gēnjù nín de liǎnxíng yào zài nín de bíjiān chù zhírù ruǎngǔ
고객님 얼굴형을 고려해 볼 때 코 끝에만 연골을 이용해

把鼻尖垫高一点就好看了。
bǎ bíjiān diàn gāo yìdiǎn jiù hǎokàn le
살짝 높이면 좋을 거 같습니다.

顾客(고객)
gùkè

我想垫得像演员那么高，没问题吗？
wǒ xiǎng diàn de xiàng yǎnyuán nàme gāo méiwèntí ma
연예인들처럼 높게 하고 싶은데요? 괜찮지 않을까요?

医生(의사)
yīshēng

您的眼距比较窄，根据您的情况来看，效果不会太好。
nín de yǎnjù bǐjiào zhǎi gēnjù nín de qíngkuàng láikàn xiàoguǒ búhuì tài hǎo
눈과 눈 사이의 거리도 좁고 여러 상황을 봤을 때 너무 높은 건 결과가 좋지 않습니다.

顾客(고객)
gùkè

是吗？要使用什么软骨呢？
shì ma yào shǐyòng shénme ruǎngǔ ne
아~ 그래요? 그런데 연골은 어떤걸 쓰나요?

医生(의사)
yīshēng

一般会从耳廓或鼻中隔割取一部分软骨,
yìbān huì cóng ěrkuò huò bízhōnggé gēqǔ yíbùfen ruǎngǔ
보통은 귀 연골이나 비중격 연골을 채취해서 수술합니다.

手术会在睡眠麻醉中进行。
shǒushù huì zài shuìmián mázuì zhōng jìnxíng
수술은 수면마취로 진행을 하고 있습니다.

顾客(고객)
gùkè

需要住院吗?
xūyào zhùyuàn ma
입원을 하나요?

医生(의사)
yīshēng

不用住院, 当天就能回家。
búyòng zhùyuàn dàngtiān jiù néng huíjiā
입원은 필요하지 않습니다. 당일 퇴원합니다.

隆鼻术后几天鼻子会有出血或者堵塞等不便的感觉。
lóngbí shùhòu jǐtiān bízi huì yǒu chūxuè huòzhě dǔsè děng búbiàn de gǎnjué
수술 후 첫 며칠간은 코에서 피가 나거나 코가 막힌 듯 불편한 느낌이 있습니다.

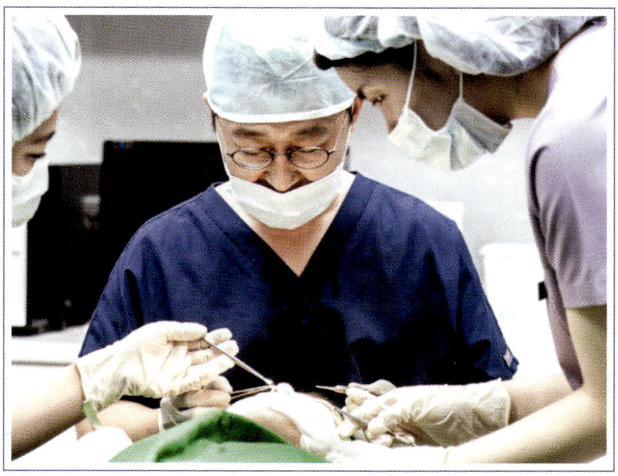

CHINA

{ 코 수술 주의사항 } 隆鼻注意事项 lóngbí zhùyìshìxiàng

护士(간호사)
hùshi

敷鼻子的时候要注意不能直接碰到鼻子,
fū bízi deshíhou yào zhùyì bùnéng zhíjiē pèngdào bízi
찜질 시 직접적으로 코에 닿지 않게

要做眼部或者脸颊部位。
yào zuò yǎnbù huòzhě liǎnjiá bùwèi
눈이나 볼쪽에 해주세요.

顾客(고객)
gùkè

什么时候能戴眼镜?
shénmeshíhou néng dài yǎnjing
안경은 언제부터 착용가능한가요?

护士(간호사)
hùshi

一个月后就可以了。
yígeyuè hòu jiù kěyǐ le
안경 착용은 한 달 이후부터 가능합니다.

手术后鼻子可能会出血,
shǒushù hòu bízi kěnéng huì chūxuè
수술 후 고였던 피가 나올 수 있습니다.

请用指巾擦流的鼻涕或血, 绝对不要擤鼻子。
qǐng yòng zhǐjīn cā liú de bítì huò xuè juéduì búyào xǐngbízi
흐르는 콧물이나 피만 휴지로 닦아 주시고 절대로 코를 풀지 마세요.

顾客(고객)
gùkè

什么时候可以运动?
shénmeshíhou kěyǐ yùndòng
운동은 언제부터 가능합니까?

CHINA

护士(간호사)
hùshi

手术两三天后可以慢慢地散步,
shòushù liǎngsāntiān hòu kěyǐ mànmànde sànbù
수술 후 가벼운 산책은 2~3일부터 가능하고

两周后就可以做轻微的有氧运动,
liǎngzhōu hòu jiù kěyǐ zuò qīngwēi de yǒuyǎngyùndòng
가벼운 유산소 운동은 2주 후부터 가능합니다.

剧烈运动或者洗桑拿一个月后再进行比较安全。
jùliè yùndòng huòzhě xǐ sāngná yígeyuè hòu zài jìnxíng bǐjiào ānquán
땀을 많이 흘리는 운동이나 사우나 등은 한 달 이후가 안전합니다.

여기서 잠깐! 필수단어

중국어	병음	뜻	중국어	병음	뜻
隆鼻	lóngbí	코 수술	不便	búbiàn	불편하다
鼻梁	bíliáng	코, 콧날	感觉	gǎnjué	느낌
塌	tā	낮다, 꺼지다, 가라앉다	注意事项	zhùyìshìxiàng	주의사항
			敷	fū	찜질
根据	gēnjù	~에 따르면	碰到	pèngdào	부딪히다
脸型	liǎnxíng	얼굴형	直接	zhíjiē	직접적으로
鼻尖	bíjiān	코끝	眼部	yǎnbù	눈 부위, 눈 쪽
植入	zhírù	넣다, 삽입하다	脸颊部位	liǎnjiábùwèi	볼 부위, 볼 쪽
软骨	ruǎngǔ	연골	眼镜	yǎnjìng	안경
演员	yǎnyuán	연예인	戴	dài	착용하다
距	jù	거리, 간격	鼻涕	bítì	콧물
窄	zhǎi	좁다	指巾	zhǐjīn	휴지
情况	qíngkuàng	상황	擦	cā	닦다
效果	xiàoguǒ	효과	绝对	juéduì	절대로
耳廓	ěrkuò	귀	擤鼻子	xǐngbízi	코를 풀다
取	qǔ	채취하다	运动	yùndòng	운동
睡眠麻醉	shuìmiánmázuì	수면마취	慢慢地	mànmànde	천천히, 가볍게
进行	jìnxíng	진행하다	散步	sànbù	산책
住院	zhùyuàn	입원하다	轻轻地	qīngqīngde	가벼운
出院	chūyuàn	퇴원하다	有氧运动	yǒuyǎngyùndòng	유산소 운동
当天	dàngtiān	당일	剧烈运动	jùlièyùndòng	격렬한 운동
出血	chūxuè	피가나다	桑拿	sāngná	사우나
堵塞	dǔsè	믹히다	安全	ānquán	안전하다

03 양악 수술 双颚手术 shuāngè shǒushù

MP3
진료실
[양악 수술]

顾客(고객)
gùkè

我想做双颚手术，我的脸型怎么样？
wǒ xiǎng zuò shuāngè shǒushù wǒ de liǎnxíng zěnmeyàng
양악수술을 하고 싶은데요. 제 얼굴형은 어떤가요?

医生(의사)
yīshēng

您是长脸型，嘴前突出比较厉害。
nín shì chángliǎnxíng zuǐqián tūchū bǐjiào lìhai
얼굴형이 길고 심한 돌출입이네요.

顾客(고객)
gùkè

手术的话就会好吗？
shǒushù dehuà jiù huì hǎo ma
수술하면 결과가 좋을까요?

医生(의사)
yīshēng

我们先会移动上，下颚进行固定，然后进行矫正手术。
wǒmen xiān huì yídòng shàngxiàè jìnxíng gùdìng ránhòu jìnxíng jiǎozhèng shǒushù
상악과 하악을 이동시켜 고정시키고 교정치료도 필요한 수술입니다.

虽然手术过程比较复杂，但会有一个比较理想的脸型。
suīrán shǒushù guòchéng bǐjiào fùzá dàn huì yǒu yíge bǐjiào lǐxiǎng de liǎnxíng
수술과정은 복잡하지만 결과는 좋아질 얼굴형 입니다.

顾客(고객)
gùkè

手术过程很疼吗？
shǒushù guòchéng hěn téng ma
수술과정이 많이 힘든가요?

医生(의사)
yīshēng

做的时候要进行全身麻醉，
zuò deshíhou yào jìnxíng quánshēn mázuì
전신마취로 진행을 하고

大概需要两周至一个月的恢复期。
dàgài xūyào liǎngzhōu zhì yígeyuè de huīfùqī
대략 2주~1개월의 회복기간이 필요합니다.

顾客(고객)
gùkè

会有多疼？
huì yǒu duō téng
통증은 얼마나 가나요?

医生(의사)
yīshēng

疼痛会持续几天，吃点儿镇痛药就会好一些，
téngtòng huì chíxù jǐtiān chīdiǎnr zhèntòngyào jiù huì hǎo yìxiē
안면부의 통증은 며칠간 지속되지만 진통제를 드시면 조금 나아집니다.

不用太担心。
búyòng tài dānxīn
너무 걱정하지 않으셔도 됩니다.

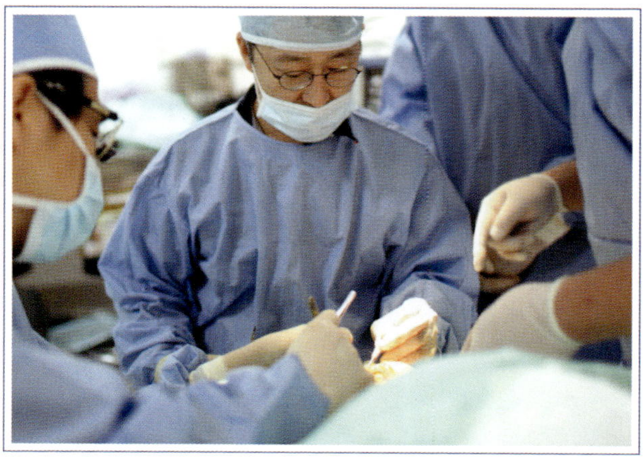

CHINA

{ 양악 수술 주의사항 }

双颚手术注意事项 shuāngè shǒushù zhùyìshìxiàng

护士(간호사)
hùshi

请按时吃医院的处方药，一个月内不要喝酒，抽烟。
qǐng ànshí chī yīyuàn de chǔfāngyào yígeyuè nèi búyào hējiǔ chōuyān
병원에서 처방한 약은 시간을 지켜 복용하시고, 술과 담배는 한 달간 피하세요.

顾客(고객)
gùkè

什么时候能吃饭？
shénmeshíhou néng chīfàn
식사는 언제부터 가능한가요?

护士(간호사)
hùshi

手术后暂时先用吸管吃些流食。
shǒushù hòu zànshí xiān yòng xīguǎn chī xiē liúshí
수술 직후에는 당분간 빨대를 이용해 유동식을 섭취하게 됩니다.

顾客(고객)
gùkè

刷牙怎么办？
shuāyá zěnmebàn
양치는 어떻게 하면 되나요?

护士(간호사)
hùshi

用医院给的消毒水，随时清洁口腔。
yòng yīyuàn gěi de xiāodúshuǐ suíshí qīngjié kǒuqiāng
병원에서 처방받은 소독액을 이용해 수시로 입안을 청결하게 해주세요.

根据您的状态，七至十天后可以用牙刷刷牙。请小心使用。
gēnjù nín de zhuàngtài qīzhìshítiān hòu kěyǐ yòng yáshuā shuāyá qǐng xiǎoxīn shǐyòng
칫솔질은 상태에 따라 7~10일 후부터 가능합니다만 조심해서 해주세요.

여기서 잠깐! 필수단어

脸型	liǎnxíng	얼굴형
长	cháng	길다
突出	tūchū	돌출하다
厉害	lìhai	심하다
手术	shǒushù	수술하다
的话	dehuà	~라면
上颚	shàngè	상악
下颚	xiàè	하악
移动	yídòng	이동하다
固定	gùdìng	고정시키다
矫正	jiǎozhèng	교정하다
虽然A, 但(是)B	suīránA dàn(shì)B	비록 A지만, B하다
过程	guòchéng	과정
复杂	fùzá	복잡하다
全身麻醉	quánshēnmázuì	전신마취
恢复期	huīfùqī	회복기(간)
疼	téng	통증
持续	chíxù	지속되다

镇痛药	zhèntòngyào	진통제
担心	dānxīn	걱정하다
处方药	chǔfāngyào	처방약
喝酒	hējiǔ	음주
抽烟	chōuyān	흡연
暂时	zànshí	당분간
吸管	xīguǎn	빨대
流食	liúshí	유동식
刷牙	shuāyá	양치하다
消毒水	xiāodúshuǐ	소독약
随时	suíshí	수시로
清洁	qīngjié	청결하다
口腔	kǒuqiāng	입안, 구강
牙刷	yáshuā	칫솔
根据	gēnjù	~에 따라
状态	zhuàngtài	상태, 상황
小心	xiǎoxīn	조심하다
使用	shǐyòng	사용하다

MP3
진료실
[지방흡입 수술]

04 지방흡입 수술 吸脂手术 xīzhīshǒushù

顾客(고객)
gùkè

我胖了很多，特别是腹部，有什么好办法？
wǒ pàng le hěn duō tèbié shì fùbù yǒu shénme hǎo bànfǎ
살이 너무 많이 쪘어요. 특히 복부가 심합니다. 어떤 방법이 있나요?

医生(의사)
yīshēng

想要矫正体型，推荐您做吸脂手术。
xiǎngyào jiǎozhèng tǐxíng tuījiàn nín zuò xīzhī shǒushù
몸매교정 방법으로 지방흡입술을 추천합니다.

顾客(고객)
gùkè

吸脂手术是什么？
xīzhī shǒushù shì shénme
지방흡입술이 뭔가요?

医生(의사)
yīshēng

吸脂手术是使用特殊的装置，
xīzhī shǒushù shì shǐyòng tèshū de zhuāngzhì
지방흡입술은 특수한 장비를 이용해서

祛除腹部皮下脂肪的手术。
qūchú fùbù píxiàzhīfáng de shǒushù
복부 피하지방층에 지방을 제거하는 수술입니다.

顾客(고객)
gùkè

手术之前有什么注意事项？
shǒushù zhīqián yǒu shénme zhùyìshìxiàng
수술 전에 주의해야 할 사항이 있나요?

医生(의사)
yīshēng

要禁食，也不能吃阿司匹林等药物，
yào jìnshí yě bùnéng chī āsīpǐlín děng yàowù
금식을 하고 아스피린 등의 약물복용은 미리 금지해야 하는데

手术的整个过程及相关事项会有工作人员给您介绍。
shǒushù de zhěnggè guòchéng jí xiāngguān shìxiàng huì yǒu gōngzuòrényuán gěi nín jièshào
수술의 전반적인 과정과 관련 사항은 직원이 상담해드립니다.

顾客(고객)
gùkè

听说要穿塑身衣，是吗？
tīngshuō yào chuān sùshēnyī shì ma
듣자하니 압박복도 입어야 한다던데요 그런가요?

医生(의사)
yīshēng

拆开绷带后要穿两三个月的塑身衣，
chāikāi bēngdài hòu yào chuān liǎngsāngeyuè de sùshēnyī
압박복은 붕대를 제거한 후에 대략 2~3개월은 착용하셔야 하는데

最初一个月每天都得穿，
一个月以后两三个月期间只在家里穿就行。
zuìchū yígeyuè měitiān dōu děi chuān yígeyuè yǐhòu liǎngsāngeyuè qījiān zhǐ zài jiālǐ chuān jiù xíng
1개월은 평상시에도 착용하시고, 2~3개월은 집에 있을 때만 착용하세요.

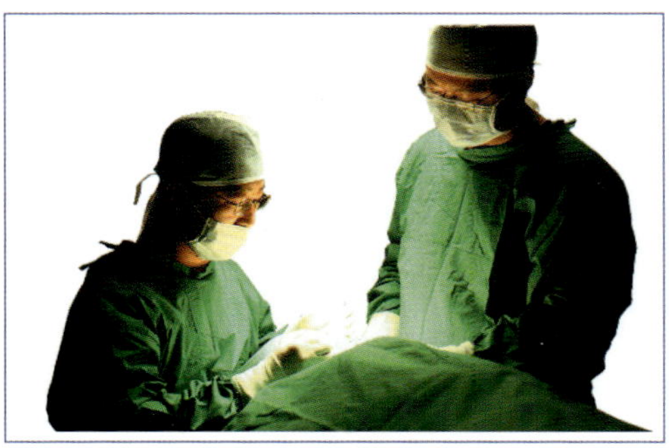

CHINA

{ 지방흡입 수술 주의사항 }

吸脂手术注意事项 xīzhīshǒushù zhùyìshìxiàng

护士(간호사)
hùshi

从手术的第二天起，要穿两三个月的塑身衣
cóng shǒushù de dìèrtiān qǐ yào chuān liǎngsāngeyuè de sùshēnyī
수술 다음날 압박복을 입고 약 2~3개월간 착용합니다.

顾客(고객)
gùkè

为什么穿塑身衣？
wèishénme chuān sùshēnyī
압박복은 왜 착용하나요?

护士(간호사)
hùshi

一是能快点消肿，二是有利于吸脂的部位形成柔美的线条。
yīshì néng kuàidiǎn xiāozhǒng èrshì yǒulìyú xīzhī de bùwèi xíngchéng róuměi de xiàntiáo
붓기가 빨리 빠지고 흡입 부위의 부드러운 라인을 형성하는데 도움을 줍니다.

术后五天左右来医院给伤口消毒，还要注射抗生素。
shùhòu wǔtiān zuǒyòu lái yīyuàn gěi shāngkǒu xiāodú háiyào zhùshè kàngshēngsù
수술 후 약 5일간 내원하여 상처 부위를 소독하고 항생제 주사를 맞습니다.

顾客(고객)
gùkè

什么时候拆线呢？
shénmeshíhou chāixiàn ne
실밥은 언제 제거하나요?

护士(간호사)
hùshi

每个人的情况不同，一般十天左右。
měigerén de qíngkuàng bùtóng yìbān shítiān zuǒyòu
개인 상태에 따라 10일 전후 봉합사를 제거합니다.

手术后淤青或红肿可能会持续一两周。
shǒushù hòu yūqīng huò hóngzhǒng kěnéng huì chíxù yìliǎngzhōu
수술 후 멍이나 붓기 등은 약 1~2주간 지속될 수 있습니다.

CHINA

여기서 잠깐! 필수단어

吸脂手术	xīzhīshǒushù	지방흡입 수술	塑身衣	sùshēnyī	압박복
胖	pàng	살이찌다, 뚱뚱하다	拆开	chāikāi	뜯다, 떼어내다
特别	tèbié	특히	绷带	bēngdài	붕대
腹部	fùbù	복부	平时	píngshí	평상시
办法	bànfǎ	방법	从~起	cóng qǐ	~부터(시작하여)
矫正体型	jiǎozhèngtǐxíng	몸매교정	为什么	wèishénme	왜
推荐	tuījiàn	추천하다	消肿	xiāozhǒng	붓기를 빼다
特殊	tèshū	특수한	有利于A	yǒulìyúA	A에 도움이 되다
装置	zhuāngzhì	장비	部位	bùwèi	부위
祛除	qūchú	제거하다	形成	xíngchéng	형성되다
皮下脂肪	píxiàzhīfáng	피하지방	柔美的线条	róuměidexiàntiáo	부드러운 라인
注意事项	zhùyìshìxiàng	주의사항	伤口	shāngkǒu	상처
禁食	jìnshí	금식하다	消毒	xiāodú	소독하다
阿司匹林	āsīpǐlín	아스피린	注射	zhùshè	주사 맞다
药物	yàowù	약물	抗生素	kàngshēngsù	항생제
整个	zhěnggè	전반적인, 전체의	拆线	chāixiàn	실밥을 풀다
过程	guòchéng	과정	每个人	měigerén	개인, 사람마다
及	jí	및	情况	qíngkuàng	상황, 사정
相关事项	xiāngguānshìxiàng	관련사항	不同	bùtóng	다르다
介绍	jièshào	설명하다, 소개하다	淤青	yūqīng	멍
听说	tīngshuō	듣자하니	或(者)	huò(zhě)	혹은, 또는
穿	chuān	입다, 착용하다	持续	chíxù	지속되다

수술실 상황 手术情况 shǒushù qíngkuàng

MP3
수술실 상황

护士(간호사)
hùshi

请把身上首饰都摘下来，再换上手术服。
qǐng bǎ shēnshàng shǒushì dōu zhāi xiàlái zài huànshàng shǒushùfú
몸에 액세사리는 전부 빼주시고 수술복으로 갈아입으세요.

顾客(고객)
gùkè

我太紧张了。
wǒ tài jǐnzhāng le
너무 긴장됩니다.

护士(간호사)
hùshi

给您按排的是手术做得很好的医生，请不要担心。
gěi nín ànpái de shì shǒushù zuò de hěn hǎo de yīshēng qǐng búyào dānxīn
수술을 잘하시는 의사입니다. 너무 걱정 마세요.

顾客(고객)
gùkè

手术需要多长时间？
shǒushù xūyào duōchángshíjiān
수술은 얼마나 걸리나요?

护士(간호사)
hùshi

大约一两个小时。
dàyuē yìliǎnggexiǎoshí
대략 1~2시간 정도 걸립니다.

医生(의사)
yīshēng

现在给要做手术的部位消毒。
xiànzài gěi yào zuò shǒushù de bùwèi xiāodú
수술부위 소독합니다.

现在打麻醉针，做两三个深呼吸就可以睡着了。
xiànzài dǎ mázuìzhēn zuò liǎngsānge shēnhūxī jiù kěyǐ shuìzháo le
마취주사 놓습니다. 호흡을 크게 2~3번 하시면 잠이 드실 거예요.

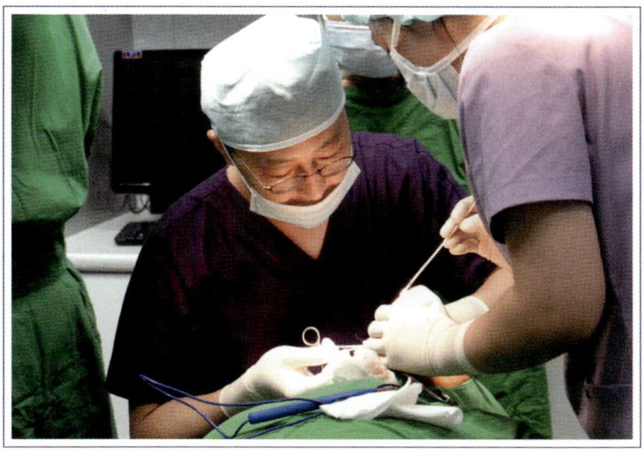

필수단어

手术室	shǒushùshì	수술실
首饰	shǒushì	액세서리
摘	zhāi	빼다
换上	huànshàng	갈아입다
手术服	shǒushùfú	수술복
紧张	jǐnzhāng	긴장되다
放心	fàngxīn	마음을 놓다
安排	ānpái	안배하다, 마련하다
担心	dānxīn	걱정하다
现在	xiànzài	지금
部位	bùwèi	부위
消毒	xiāodú	소독
麻醉针	mázuìzhēn	마취주사
(深)呼吸	(shēn)hūxī	(심)호흡
睡着	shuìzháo	잠들다

약국 상황 在药店 zài yàodiàn

MP3 약국 상황

顾客(고객)
gùkè

我带来处方了。
wǒ dàilái chǔfāng le
처방전 가져왔어요.

药剂师(약사)
yàojìshī

给你药，请坐下等一会儿。
gěi nǐ yào qǐng zuò xià děng yíhuìr
약을 드릴께요. 잠시만 앉아서 기다려주세요.

一天吃两次，早晚各一次。这是三天的药。
yìtiān chī liǎngcì zǎowǎn gè yícì zhè shì sāntiān de yào
하루에 2번 아침, 저녁 드시면 됩니다. 3일치입니다.

顾客(고객)
gùkè

饭前吃还是饭后吃？
fànqián chī háishi fànhòu chī
식사 전후 언제 먹으면 되나요?

药剂师(약사)
yàojìshī

饭后半个小时再吃。
fànhòu bàngexiǎoshí zài chī
식후 30분 후에 드시면 됩니다.

顾客(고객)
gùkè

我有淤青，有消除淤青的药膏吗？
wǒ yǒu yūqīng yǒu xiāochú yūqīng de yàogāo ma
멍이 들었는데 멍 제거 크림 있나요?

药剂师(약사)
yàojìshī

抹上这种药膏，淤青很快就会消失。
mǒshàng zhèzhǒng yàogāo yūqīng hěn kuài jiù huì xiāoshī
이 크림을 바르면 더 빨리 멍이 사라집니다.

顾客(고객)
gùkè

请给我这种药膏。
qǐng gěi wǒ zhèzhǒng yàogāo
그럼 그 크림도 같이 주세요.

药剂师(약사)
yàojìshī

晚上睡觉前抹一次就行。
wǎnshang shuìjiào qián mǒ yícì jiù xíng
밤에 주무시기 전에 한 번만 발라주시면 됩니다.

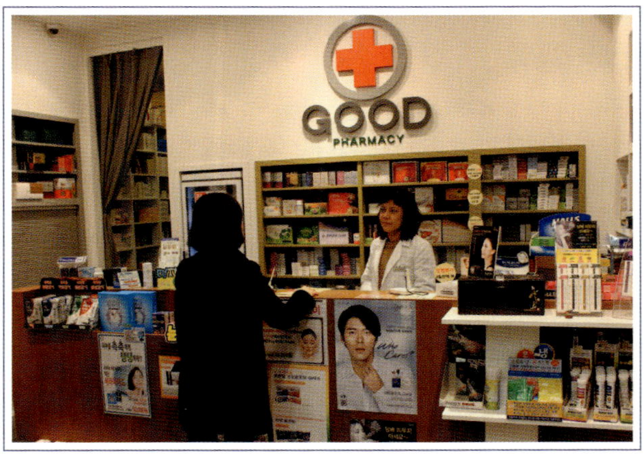

필수단어

处方	chǔfāng	처방전, 처방
坐	zuò	앉다
等	děng	기다리다
一会儿	yíhuìr	잠시
一天	yìtiān	하루
早(上)	zǎo(shang)	아침
晚(上)	wǎn(shang)	저녁
半(个)小时	bàn(ge)xiǎoshí	30분
淤青	yūqīng	멍
消除淤青	xiāochúyūqīng	멍 제거
抹	mǒ	바르다
药膏	yàogāo	크림
消失	xiāoshī	사라지다

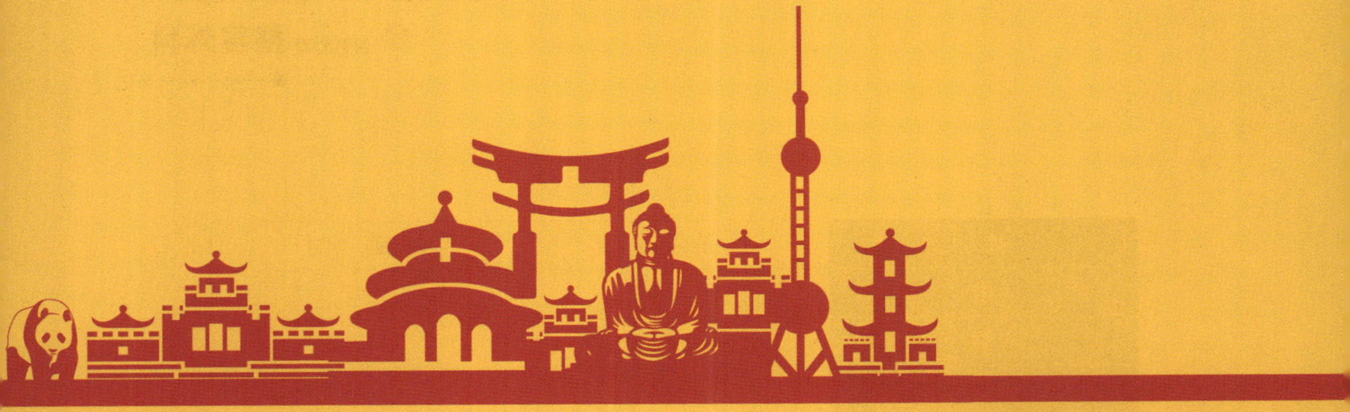

의료미용**중국어**

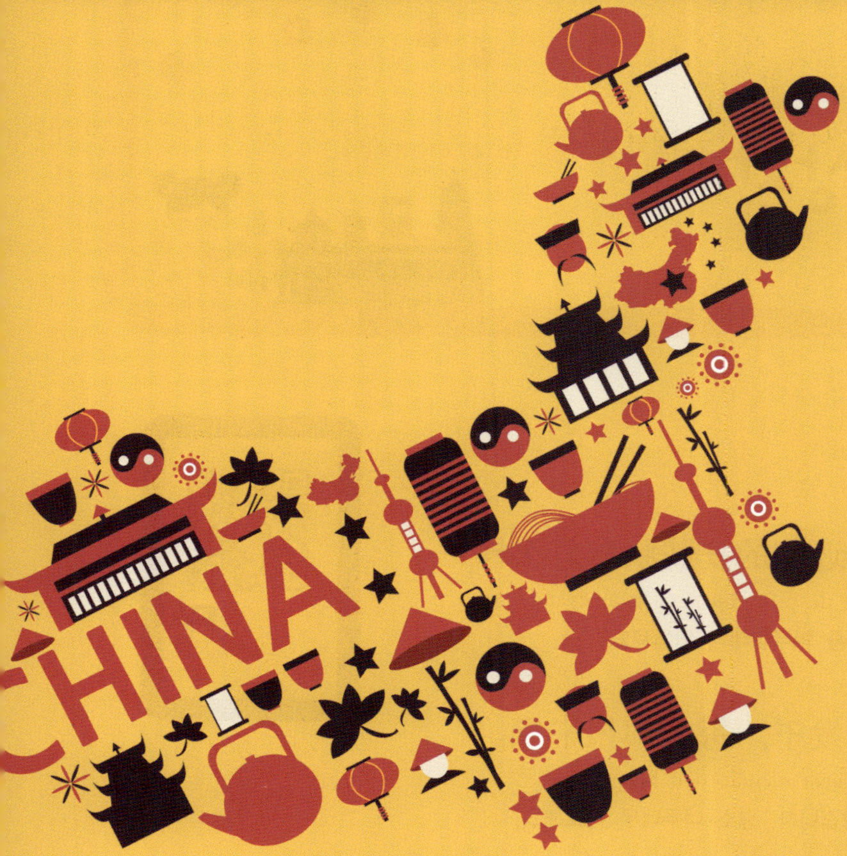

PART

04

메디컬 스킨케어

医学护肤
(yīxuéhùfū)

사진출처
강남테마피부과

접수처 상황 在挂号处 zài guàhàochù

MP3 접수처 상황

皮肤管理师
(피부관리사)
pífūguǎnlǐshī

你好，最近你的皮肤状态怎么样？
nǐhǎo zuìjìn nǐ de pífū zhuàngtài zěnmeyàng
안녕하세요. 요즘 피부상태가 어떠세요?

顾客(고객)
gùkè

皮肤总是发干，每天都很干燥。
pífū zǒngshì fāgān měitiān dōu hěn gānzào
피부가 많이 당깁니다. 평소 너무너무 건조해요.

皮肤管理师
(피부관리사)
pífūguǎnlǐshī

油分和水分失调，皮肤粗糙，角质多。
yóufèn hé shuǐfèn shītiáo pífū cūcāo jiǎozhì duō
유·수분 밸런스가 깨져서 피부가 거칠고 각질도 많네요.

对皮肤进行保湿护理能好一些。
duì pífū jìnxíng bǎoshī hùlǐ néng hǎo yìxiē
보습관리를 하면 좋을 것 같습니다.

顾客(고객)
gùkè

护理的话，就不会发干了吗？
hùlǐ dehuà jiù búhuì fāgān le ma
관리하면 당기지 않고 좋을까요?

皮肤管理师
(피부관리사)
pífūguǎnlǐshī

因为保湿护理能给皮肤补水，所以不会干燥
yīnwèi bǎshī hùlǐ néng gěi pífū bǔshuǐ suǒyǐ búhuì gānzào
보습관리를 하면 피부에 수분이 보충돼서 당기지 않을꺼에요.

但要定期做护理，效果会更好。
dàn yào dìngqī zuò hùlǐ xiàoguǒ huì gèng hǎo
하지만 주기적으로 하시는 것이 효과가 좋습니다.

顾客(고객)
gùkè

几天做一次皮肤管理好呢？
jǐtiān zuò yícì pífū guǎnlǐ hǎo ne
간격은 얼마가 좋은가요?

皮肤管理师
(피부관리사)
pífūguǎnlǐshī

一周一两次就好，常用补水精华素和补水面霜。
yìzhōu yìliǎngcì jiù hǎo chángyòng bǔshuǐ jīnghuásù hé bǔshuǐmiànshuāng
주 1~2회가 좋습니다, 수분에센스, 수분크림도 자주 발라주세요.

顾客(고객)
gùkè

好，我要好好护理。
hǎo wǒ yào hǎohǎo hùlǐ
네~ 자주 관리를 해야겠어요.

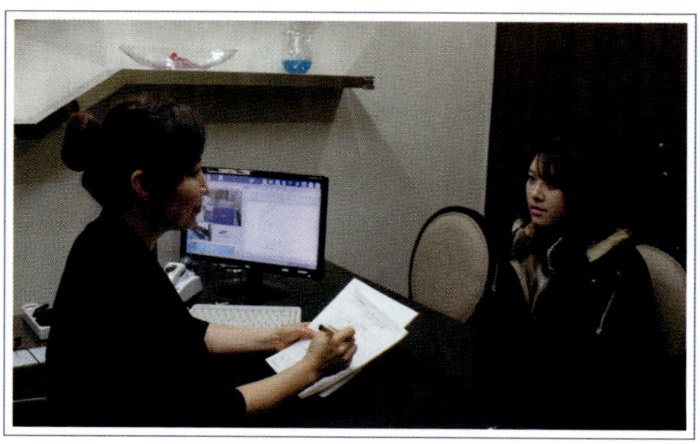

필수단어

医学护肤	yīxuéhùfū	메디컬 스킨케어
挂号处	guàhàochù	접수처
咨询	zīxún	상담
最近	zuìjìn	요즘
皮肤状态	pífūzhuàngtài	피부상태
每天	měitiān	매일
干燥	gānzào	건조하다
发干	fāgān	당기다(마르다)
油分 / 水分	yóufèn / shuǐfèn	유분 / 수분
失调	shītiáo	균형을 잃다, 깨지다
粗糙	cūcāo	거칠다
角质	jiǎozhì	각질
保湿护理	bǎoshīhùlǐ	보습관리
的话	dehuà	~라면
补水	bǔshuǐ	수분을 보충하다
因为A, 所以B	yīnwèiA suǒyǐB	A이기 때문에, B하다
但是	dànshì	하지만
定期	dìngqī	주기적
效果	xiàoguǒ	효과
几天	jǐtiān	며칠
补水精华素	bǔshuǐjīnghuásù	수분에센스
补水面霜	bǔshuǐmiànshuāng	수분크림

관리실 상황 在护理室 zài hùlǐshì

01 스케일링 换肤 huànfū

MP3
관리실 상황
[스케일링]

皮肤管理师
(피부관리사)
pífūguǎnlǐshī

今天要做皮肤换肤。
jīntiān yào zuò pífū huànfū
오늘은 피부 스케일링 해드리겠습니다.

顾客(고객)
gùkè

是哪种?
shì nǎzhǒng
어떤 종류인가요?

皮肤管理师
(피부관리사)
pífūguǎnlǐshī

是从甘蔗中提取甘醇酸。
shì cóng gānzhe zhōng tíqǔ gānchúnsuān
사탕수수에서 추출한 글리콜릭산입니다.

对美白和抗衰老有帮助。
duì měibái hé kàngshuāilǎo yǒu bāngzhù
전반적으로 미백과 노화방지에 도움이 됩니다.

顾客(고객)
gùkè

听说治疗后有火辣辣的痛感，我有点担心。
tīngshuō zhìliáo hòu yǒu huǒlàlà de tònggǎn wǒ yǒudiǎn dānxīn
치료 후에 따갑다고 하던데 걱정되네요.

皮肤管理师(피부관리사)
pífūguǎnlǐshī

不是那么疼，你放心吧。
búshì nàme téng nǐ fàngxīn ba
그다지 따갑지 않습니다. 안심하세요.

顾客(고객)
gùkè

好的。
hǎode
네.

皮肤管理师(피부관리사)
pífūguǎnlǐshī

院长来了，我要给你做换肤，
yuànzhǎng lái le wǒ yào gěi nǐ zuò huànfū
원장님 오셨습니다. 스케일링 도포합니다.

请忍一下，两分钟后做中和治疗。
qǐng rěn yíxià liǎngfēnzhōng hòu zuò zhōnghé zhìliáo
2분 정도만 참으세요. 곧 중화 해드리겠습니다.

顾客(고객)
gùkè

又痒又刺，可是还能忍住。
yòu yǎng yòu cì kěshì hái néng rěnzhù
간지럽고 따가운데 참을 만해요.

皮肤管理师(피부관리사)
pífūguǎnlǐshī

现在做中和治疗，换肤后皮肤会柔润，干净，
xiànzài zuò zhōnghé zhìliáo huànfū hòu pífū huì róurùn gānjìng
중화 해드리겠습니다. 스케일링 후엔 피부가 부드럽고 깨끗해집니다.

要做二十分钟镇静面膜。
yào zuò èrshífēnzhōng zhènjìngmiànmó
진정 팩 20분 해드리겠습니다.

顾客(고객)
gùkè

请别遮住眼睛。

qǐng bié zhēzhù yǎnjing

눈은 가리지 말아주세요.

皮肤管理师(피부관리사)
pífūguǎnlǐshī

好了，休息吧。

hǎole xiūxi ba

네 편히 쉬고 계세요.

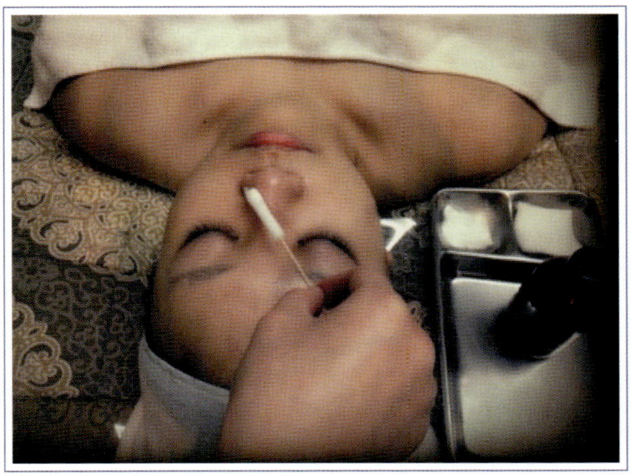

필수단어

换肤	huànfū	스케일링
种	zhǒng	종류
甘蔗	gānzhe	사탕수수
提取	tíqǔ	추출하다
甘醇酸	gānchúnsuān	글리콜릭산
美白	měibái	미백
抗衰老	kàngshuāilǎo	노화방지
有帮助	yǒubāngzhù	도움이 되다, 도움을 주다
火辣辣	huǒlàlà	따갑다
痛感	tònggǎn	통증, 아픈 느낌
担心	dānxīn	걱정되다
放心	fàngxīn	안심하다
忍	rěn	참다
中和	zhōnghé	중화하다
痒	yǎng	간지럽다
柔润	róurùn	부드럽다
干净	gānjìng	깨끗하다
镇静面膜	zhènjìngmiànmó	진정 팩
眼睛	yǎnjing	눈
遮住	zhēzhù	가리다
休息	xiūxi	쉬다

02 미백관리美白护理 měibái hùlǐ

MP3
관리실 상황
[미백관리]

皮肤管理师(피부관리사)
pífūguǎnlǐshī

今天要用机器美白治疗。
jīntiān yào yòng jīqì měibái zhìliáo
오늘은 기계를 이용해서 미백관리 들어가겠습니다.

顾客(고객)
gùkè

什么机器?
shénme jīqì
무슨 기계인가요?

皮肤管理师(피부관리사)
pífūguǎnlǐshī

用直流电导入维生素的护理。
yòng zhíliúdiàn dǎorù wéishēngsù de hùlǐ
직류전류를 이용해서 비타민을 투여해주는 관리입니다.

顾客(고객)
gùkè

眼部的黑痣好好处理一下吧。
yǎnbù de hēizhì hǎohǎo chǔlǐ yíxià ba
눈가 기미 부위에 많이 좀 해주세요.

皮肤管理师(피부관리사)
pífūguǎnlǐshī

手里抓着这个吧。现在开始导入维生素了。
shǒulǐ zhuāzhe zhègè ba xiànzài kāishǐ dǎorù wéishēngsù le
이거 손에 잡고 계세요. 비타민관리 시작합니다.

顾客(고객)
gùkè

这种方法对颈纹有没有效果?
zhèzhǒng fāngfǎ duì jǐngwén yǒuméiyǒu xiàoguǒ
목 주름에도 효과가 있나요?

皮肤管理师
(피부관리사)
pífūguǎnlǐshī

有，有改善皱纹的效果，
yǒu yǒu gǎishàn zhòuwén de xiàoguǒ
네~ 주름개선에도 효과가 있습니다.

跟家里的美白产品一起用，效果很明显。
gēn jiālǐ de měibái chǎnpǐn yìqǐ yòng xiàoguǒ hěn míngxiǎn
미백제품들을 홈케어로 같이 쓰시면 효과가 더 좋습니다.

顾客(고객)
gùkè

那一会儿给我推荐一下吧。
nà yíhuìr gěi wǒ tuījiàn yíxià ba
그럼 이따 추천 부탁드립니다.

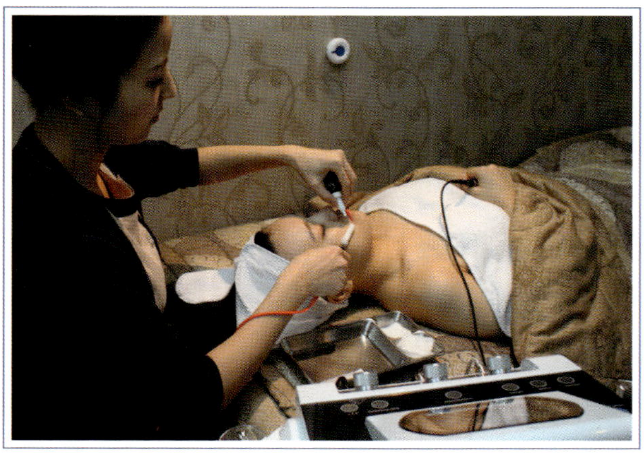

필수단어

美白	měibái	미백
机器	jīqì	기계
用	yòng	이용하다
直流电	zhíliúdiàn	직류전류
维生素	wéishēngsù	비타민
导入	dǎorù	투여하다
眼部	yǎnbù	눈가
黑痣	hēizhì	기미
抓	zhuā	잡다
开始	kāishǐ	시작하다
颈纹	jǐngwén	목 주름
效果	xiàoguǒ	효과
改善	gǎishàn	개선하다
产品	chǎnpǐn	제품
一起	yìqǐ	같이, 함께
明显	míngxiǎn	확연히 드러나다
推荐	tuījiàn	추천하다

03 여드름관리 痘痘护理 dòudou hùlǐ

MP3 관리실 상황 [여드름관리]

皮肤管理师 (피부관리사) pífūguǎnlǐshī

抹上有效祛角质和废物的深层清洁面膜,
mǒ shàng yǒuxiào qù jiǎozhì hé fèiwù de shēncéng qīngjié miànmó
각질, 노폐물 제거하는 딥클렌징 마스크를 바르고

十分钟后开始治疗。
shífēnzhōng hòu kāishǐ zhìliáo
10분 뒤에 치료 시작하겠습니다.

顾客(고객) gùkè

我的下巴部位特别严重，请特别护理一下下巴。
wǒ de xiàba bùwèi tèbié yánzhòng qǐng tèbié hùlǐ yíxià xiàba
특히 턱 부위가 심해요. 관리할 때 턱 부위를 집중적으로 부탁드립니다.

皮肤管理师 (피부관리사) pífūguǎnlǐshī

好的，我会留心的。
hǎode wǒ huì liúxīn de
네~ 신경 써드리겠습니다.

现在开始挤粉刺，请闭上眼睛,
xiànzài kāishǐ jǐ fěncì qǐng bìshàng yǎnjing
여드름 짜는 치료 시작합니다. 눈 감으세요.

下巴的炎症很厉害会有点疼。
xiàba de yánzhèng hěn lìhai huì yǒudiǎn téng
턱 부위는 염증이 많이 있어서 좀 아픕니다.

顾客(고객)
gùkè

我忍得住，请挤吧。
wǒ rěndezhù qǐng jǐ ba
참을 수 있어요~ 다 짜주세요.

皮肤管理师
(피부관리사)
pífūguǎnlǐshī

痘痘治疗结束了，现在给你消毒。
dòudou zhìliáo jiéshùle xiànzài gěi nǐ xiāodú
여드름치료 끝났습니다. 소독합니다.

顾客(고객)
gùkè

辛苦了。
xīnkǔle
수고하셨습니다.

皮肤管理师
(피부관리사)
pífūguǎnlǐshī

发红光的是再生激光，
fā hóngguāng de shì zàishēng jīguāng
붉은 불빛이 나오는 재생레이저입니다.

做完再生激光后再敷二十分钟左右的镇静面膜。
zuòwán zàishēng jīguāng hòu zài fū èrshífēnzhōng zuǒyòu de zhènjìng miànmó
다 끝난 후에 진정 팩 20분 해드리겠습니다.

顾客(고객)
gùkè

好的，那痘痘治疗大概需要多长时间？
hǎode nà dòudou zhìliáo dàgài xūyào duōchángshíjiān
네~ 근데 여드름 관리는 얼마나 해야 하나요?

皮肤管理师(피부관리사)
pífūguǎnlǐshī

痘痘与遗传和激素有密切关系，
dòudou yǔ yíchuán hé jīsù yǒu mìqiè guānxi
여드름은 유전과 호르몬에 밀접한 관계가 있고

很容易复发，所以需要坚持治疗的。
hěn róngyì fùfā suǒyǐ xūyào jiānchí zhìliáo de
재발을 잘하므로 장기적으로 꾸준히 관리하는 것이 좋습니다.

顾客(고객)
gùkè

是啊，我会坚持治疗的。
shì a wǒ huì jiānchí zhìliáo de
아 그렇군요. 빠지지 않고 잘 다녀야겠네요.

皮肤管理师(피부관리사)
pífūguǎnlǐshī

痘痘皮肤不要用很多种化妆品，
dòudou pífū búyào yòng hěnduō zhǒng huàzhuāngpǐn
그리고 여드름 피부는 화장품의 종류를 너무 많이 바르는 것은 좋지 않습니다.

只用需要的几种就行。
zhǐyòng xūyào de jǐzhǒng jiù xíng
최대한 간단하게 바르세요.

顾客(고객)
gùkè

那怎样用好呢？
nà zěnyàng yòng hǎo ne
그럼 어떻게 바르는게 좋나요?

皮肤管理师(피부관리사)
pífūguǎnlǐshī

有痘痘专用的护肤水，护肤液和局部产品，
yǒu dòudou zhuānyòng de hùfūshuǐ hùfūyè hé júbù chǎnpǐn
여드름용 스킨, 로션, 스팟제품

这几种就够了。
zhè jǐzhǒng jiù gòu le
이 정도면 충분합니다.

顾客(고객)
gùkè

我正好要买这些产品，都给我吧。
wǒ zhènghǎo yào mǎi zhèxiē chǎnpǐn dōu gěi wǒ ba
마침 제품을 사야 하는데 그럼 그렇게 다 주세요.

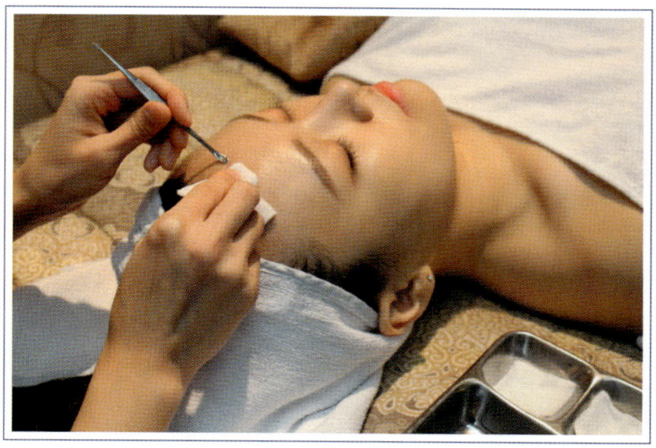

필수단어

角质	jiǎozhì	각질
废物	fèiwù	노폐물
深层清洁	shēncéngqīngjié	딥클렌징
面膜	miànmó	마스크
抹	mǒ	바르다
特别	tèbié	특히
下巴	xiàba	턱
严重	yánzhòng	심하다
特别护理	tèbiéhùlǐ	집중적 관리
留心	liúxīn	신경쓰다
挤	jǐ	짜다
开始	kāishǐ	시작하다
闭上眼睛	bìshàngyǎnjing	눈을 감다
炎症	yánzhèng	염증
疼	téng	아프다
忍得住	rěndezhù	참을 수 있다
结束	jiéshù	끝나다
消毒	xiāodú	소독하다
辛苦了	xīnkǔle	수고하셨습니다
再生激光	zàishēngjīguāng	재생레이저
镇静面膜	zhènjìngmiànmó	진정 팩
遗传	yíchuán	유전
激素	jīsù	호르몬
密切	mìqiè	밀접한

关系	guānxi	관계
复发	fùfā	재발
容易	róngyì	쉽다
坚持	jiānchí	꾸준히
化妆品	huàzhuāngpǐn	화장품
痘痘专用的护肤水	dòudouzhuānyòngdehùfūshuǐ	여드름전용 스킨
护肤液	hùfūyè	로션
局部产品	júbùchǎnpǐn	스팟제품
够	gòu	충분하다
正好	zhènghǎo	마침

04 수분관리 水分护理 shuǐfèn hùlǐ

MP3
관리실 상황
[수분관리]

皮肤管理师
(피부관리사)
pífūguǎnlǐshī

请到这边，
qǐngdào zhèbiān
이쪽으로 들어오세요.

你先把衣服和携带品放到衣柜里，然后穿上这件白大褂。
nǐ xiān bǎ yīfu hé xiédàipǐn fàngdào yīguìlǐ ránhòu chuānshàng zhè jiàn báidàguà
먼저 옷과 소지품은 락커에 넣어주시고, 가운으로 갈아입으세요.

顾客(고객)
gùkè

要摘下隐形眼镜吗？
yào zhāixià yǐnxíngyǎnjìng ma
콘텍트렌즈도 빼야하나요?

皮肤管理师
(피부관리사)
pífūguǎnlǐshī

不用摘，躺在这个床上吧。
búyòng zhāi tǎng zài zhège chuángshàng ba
렌즈는 괜찮습니다. 이쪽 침대에 누워주세요.

今天要做水分护理，需要一个小时左右。
jīntiān yào zuò shuǐfèn hùlǐ xūyào yígexiǎoshí zuǒyòu
오늘은 수분관리 해드리겠습니다. 시간은 1시간 정도 걸립니다.

顾客(고객)
gùkè

最近我的皮肤太干燥了，拜托了。
zuìjìn wǒ de pífū tài gānzào le bàituō le
피부가 최근 들어 너무 건조해요. 잘 부탁드립니다.

皮肤管理师
(피부관리사)
pífūguǎnlǐshī

好，我先给您清洁脸部，感觉会有点凉。
hǎo wǒ xiān gěi nín qīngjié liǎnbù gǎnjué huì yǒudiǎn liáng
네. 먼저 클렌징 합니다. 차가우세요.

顾客(고객)
gùkè

我戴假睫毛了。
wǒ dài jiǎjiémáo le
속눈썹은 붙였어요.

皮肤管理师
(피부관리사)
pífūguǎnlǐshī

我会小心的。
wǒ huì xiǎoxīn de
네~ 주의해서 관리하겠습니다.

现在用超声波机器去角质。
xiànzài yòng chāoshēngbō jīqì qù jiǎozhì
초음파기계를 이용해서 각질제거 해드리겠습니다.

顾客(고객)
gùkè

疼不疼？
téngbuténg
아프지 않나요?

皮肤管理师
(피부관리사)
pífūguǎnlǐshī

不疼，去角质后，皮肤会变得柔和干净。
bùténg qù jiǎozhì hòu pífū huì biànde róuhé gānjìng
아프지 않으세요. 각질제거 후 피부가 부드럽고 깨끗하게 될 겁니다.

顾客(고객)
gùkè

我鼻子两侧的角质比较多，请您特别处理一下。
wǒ bízi liǎngcè de jiǎozhì bǐjiào duō qǐng nín tèbié chǔlǐ yíxià
코 부위 각질이 비교적 많아요. 신경써주세요.

皮肤管理师
(피부관리사)
pífūguǎnlǐshī

好的，在家用酵素洁面乳做自我护理也有助于角质减少。
hǎode zàijiā yòng jiàosù jiémiànrǔ zuò zìwǒ hùlǐ yě yǒuzhùyú jiǎozhì jiǎnshǎo
네. 알겠습니다. 홈케어로 집에서 하는 효소 클렌저도 각질관리에 도움을 줍니다.

顾客(고객)
gùkè

好啊，我参考一下，谢谢。
hǎo a wǒ cānkǎo yíxià xièxie
네 참고할게요. 감사합니다.

皮肤管理师
(피부관리사)
pífūguǎnlǐshī

要抹玻尿酸精华素，用超声波机器来保湿。
yào mǒ bōniàosuān jīnghuásù yòng chāoshēngbō jīqì lái bǎoshī
히알루론산 에센스 바르겠습니다. 초음파기계를 이용해서 수분공급 해드리겠습니다.

顾客(고객)
gùkè

感觉很好。
gǎnjué hěn hǎo
느낌이 좋네요.

皮肤管理师
(피부관리사)
pífūguǎnlǐshī

现在做皮肤再生激光治疗，大约十分钟，这个不疼。
xiànzài zuò pífū zàishēng jīguāng zhìliáo dàyuē shífēnzhōng zhège bùténg
피부 재생레이저 10분 정도 시작합니다. 전혀 아프지 않은 레이저입니다.

顾客(고객)
gùkè

不疼就好。
bùténg jiù hǎo
아프지 않으니 좋네요.

皮肤管理师
(피부관리사)
pífūguǎnlǐshī

然后要做水分和镇静的面膜，休息二十分钟，
ránhòu yào zuò shuǐfèn hé zhènjìng de miànmó xiūxi èrshífēnzhōng
수분과 진정작용 하는 팩 해드리겠습니다. 20분 정도 쉬고 계세요.

如果不舒服，请按铃。
rúguǒ bù shūfu qǐng àn líng
만약 불편하시다면 옆쪽에 벨을 눌러주세요.

顾客(고객)
gùkè

好的。
hǎode
알겠습니다.

皮肤管理师
(피부관리사)
pífūguǎnlǐshī

现在去掉面膜。
xiànzài qùdiào miànmó
팩 제거하겠습니다.

顾客(고객)
gùkè

都结束了吧？
dōu jiéshùle ba
이제 다 끝난거지요?

皮肤管理师
(피부관리사)
pífūguǎnlǐshī

是的，现在按顺序给你抹精华素、眼霜、保湿面霜。
shìde xiànzài àn shùnxù gěi nǐ mǒ jīnghuásù yǎnshuāng bǎoshī miànshuāng
네~ 피부에 순서대로 에센스, 아이크림, 수분크림 발라 드리겠습니다.

顾客(고객)
gùkè

我的脸太干了，请多抹一点。
wǒ de liǎn tài gān le qǐng duō mǒ yìdiǎn
얼굴이 건조하니 많이 발라주세요.

皮肤管理师
(피부관리사)
pífūguǎnlǐshī

好的，今天太辛苦了，现在去前台预约下次的时间吧。
hǎode jīntiān tài xīnkǔle xiànzài qù qiántái yùyuē xiàcì de shíjiān ba
네~ 알겠습니다. 오늘 수고 많으셨습니다. 다음 예약은 앞에 데스크에서 잡고 가세요.

顾客(고객)
gùkè

好的，谢谢您，辛苦了。
hǎode xièxie nín xīnkǔle
네 수고하셨습니다. 감사합니다.

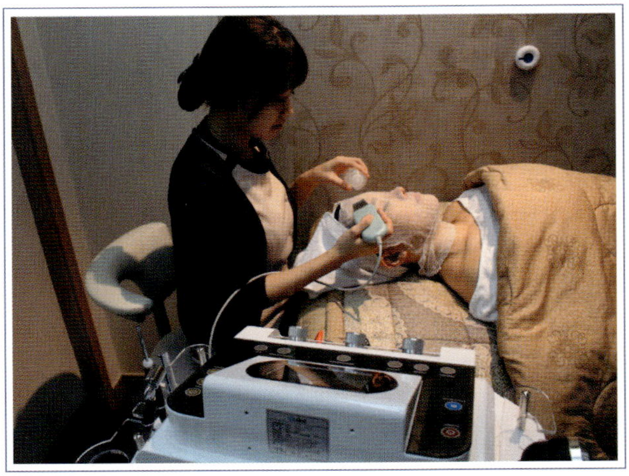

필수단어

水分	shuǐfèn	수분
先A，然后B	xiānA ránhòuB	먼저 A 그다음 B
衣服	yīfu	옷
携带品	xiédàipǐn	소지품
衣柜	yīguì	락커
白大褂	báidàguà	가운
隐形眼镜	yǐnxíngyǎnjìng	(콘텍트)렌즈
摘下	zhāixià	빼다
床	chuáng	침대
躺	tǎng	눕다
一个小时	yígexiǎoshí	한 시간
最近	zuìjìn	최근
干燥	gānzào	건조하다
拜托	bàituō	부탁드리다
清洁	qīngjié	클렌징하다
洁面乳	jiémiànrǔ	
凉	liáng	차갑다
假睫毛	jiǎjiémáo	속눈썹
小心	xiǎoxīn	주의하다
超声波机器	chāoshēngbōjīqì	초음파기계
角质	jiǎozhì	각질
柔和	róuhé	부드럽다
干净	gānjìng	깨끗하다
鼻子	bízi	코
比较	bǐjiào	비교적

特别处理	tèbiéchǔlǐ	특별관리
酵素	jiàosù	효소
有助于A	yǒuzhùyúA	A에 도움을 주다
参考	cānkǎo	참고하다
抹	mǒ	바르다
玻尿酸	bōniàosuān	히알루론산
精华素	jīnghuásù	에센스
感觉	gǎnjué	느낌
镇静面膜	zhènjìngmiànmó	진정 팩
休息	xiūxi	쉬다
不舒服	bùshūfu	불편하다
铃	líng	벨
按	àn	누르다
去掉	qùdiào	제거하다
结束	jiéshù	끝나다
按顺序	ànshùnxù	순서대로
眼霜	yǎnshuāng	아이크림
保湿面霜	bǎoshīmiànshuāng	수분크림
下次	xiàcì	다음
预约	yùyuē	예약
前台	qiántái	데스크

메디컬 스킨케어 주의사항

医学护肤注意事项 yīxuéhùfū zhùyìshìxiàng

MP3 메디컬 스킨케어 주의사항

皮肤管理师(피부관리사) pífūguǎnlǐshī

皮肤护理一定要坚持做，因此要定期接受皮肤治疗。
pífū hùlǐ yídìng yào jiānchí zuò yīncǐ yào dìngqī jiēshòu pífū zhìliáo
피부 관리는 꾸준히 해야 합니다. 그러므로 정기적으로 관리를 받으셔야 합니다.

顾客(고객) gùkè

做完换肤治疗后感觉发干。
zuòwán huànfū zhìliáo hòu gǎnjué fāgān
스케일링 후 얼굴이 좀 당기는거 같아요.

皮肤管理师(피부관리사) pífūguǎnlǐshī

请在家随时抹保湿剂，可能会有角质，抹保湿剂就行。
qǐng zàijiā suíshí mǒ bǎoshījì kěnéng huì yǒu jiǎozhì mǒ bǎoshījì jiù xíng
집에서도 보습제를 수시로 많이 발라주세요. 각질이 약간 생길 수 있는데 보습제가 도움이 됩니다.

另外，外出的时候一定要抹防晒霜。
lìngwài wàichū deshíhou yídìng yào mǒ fángshàishuāng
그리고 외출 시 꼭 자외선차단제를 발라주세요.

顾客(고객) gùkè

好的，家里有深层洁面乳的产品，可以用吗？
hǎode jiālǐ yǒu shēncéngjiémiànrǔ de chǎnpǐn kěyǐ yòng ma
네~ 집에 딥클렌징 제품이 있는데 사용해도 되나요?

皮肤管理师(피부관리사) pífūguǎnlǐshī

那是哪种洁面乳？
nà shì nǎzhǒng jiémiànrǔ
어떤 종류의 딥클렌징인가요?

顾客(고객)
gùkè

面部磨砂膏。
miànbù móshāgāo
스크럽 제품입니다.

皮肤管理师
(피부관리사)
pífūguǎnlǐshī

您是敏感性皮肤，不能用磨砂膏。
nín shì mǐngǎnxìng pífū bùnéngyòng móshāgāo
고객님 피부는 민감성이라 스크럽 제품은 쓰시면 안됩니다.

顾客(고객)
gùkè

那我用哪种好呢？
nà wǒ yòng nǎzhǒng hǎo ne
그럼 어떤걸 써야 하나요?

皮肤管理师
(피부관리사)
pífūguǎnlǐshī

酵素或者果酸替换着局部使用比较好。
jiàosù huòzhě guǒsuān tìhuànzhe júbù shǐyòng bǐjiào hǎo
효소나 AHA 제품을 간격을 두고 부분적으로 사용하는 것이 비교적 좋습니다.

顾客(고객)
gùkè

知道了。
zhīdàole
네 알겠습니다.

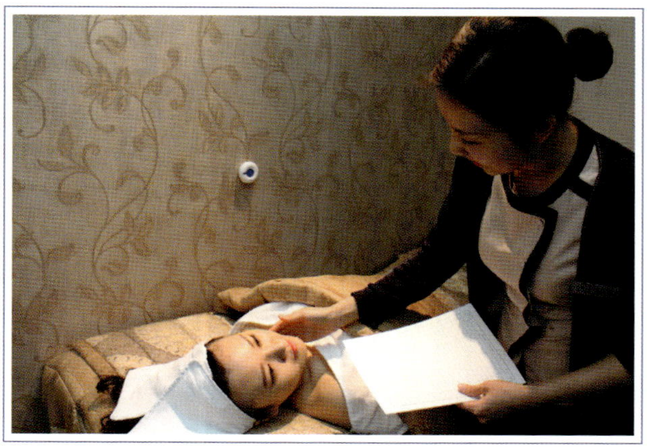

여기서 잠깐! 필수단어

皮肤护理	pífūhùlǐ	피부관리	产品	chǎnpǐn	제품
坚持	jiānchí	꾸준히	磨砂膏	móshāgāo	스크럼
一定	yídìng	반드시	敏感性皮肤	mǐngǎnxìngpífū	민감성
因此	yīncǐ	그러므로, 따라서	油性皮肤	yóuxìngpífū	지성피부
定期	dìngqī	정기적으로	干性皮肤	gānxìngpífū	건성피부
接受	jiēshòu	받다	混合性	hùnhéxìngpífū	복합성피부
换肤	huànfū	스케일링	正常皮肤	zhèngchángpífū	정상피부
发干	fāgān	당기다	中性皮肤	zhōngxìngpífū	정상피부
随时	suíshí	수시로, 언제든지	酵素	jiàosù	효소
保湿剂	bǎoshījì	보습제	果酸	guǒsuān	AHA
抹	mǒ	바르다	或者	huòzhě	혹은
角质	jiǎozhì	각질	间隔	jiàngé	간격
外出	wàichū	외출하다	局部	júbù	부분적
防晒霜	fángshàishuāng	자외선차단제	使用	shǐyòng	사용하다
深层洁面乳	shēncéngjiémiànrǔ	딥클렌징			

레이저 후 진정관리 과정

激光治疗后镇静护理过程

jīguāng zhìliáo hòu zhènjìng hùlǐ guòchéng

1 | 클렌징洁面乳 jiémiànrǔ

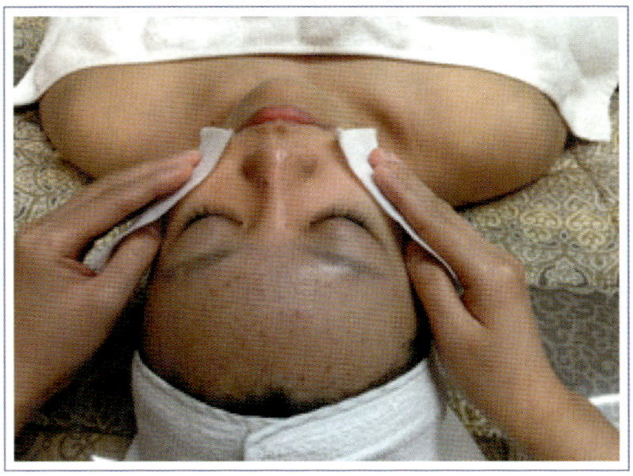

2 | 진정마스크镇静面膜 zhènjìngmiànmó

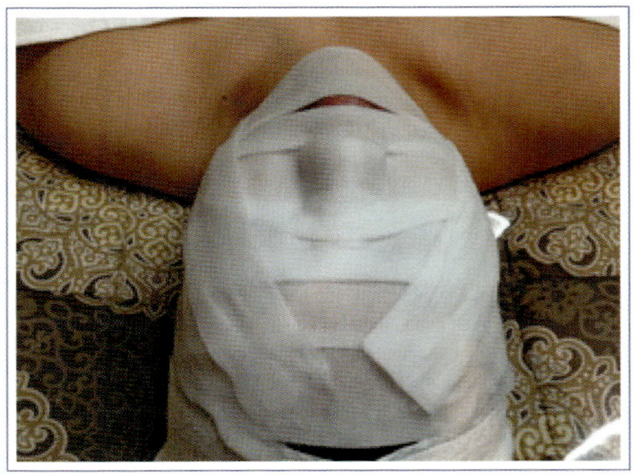

3 | 진정에센스 도포涂抹镇静精华素
túmǒ zhènjìng jīnghuásù

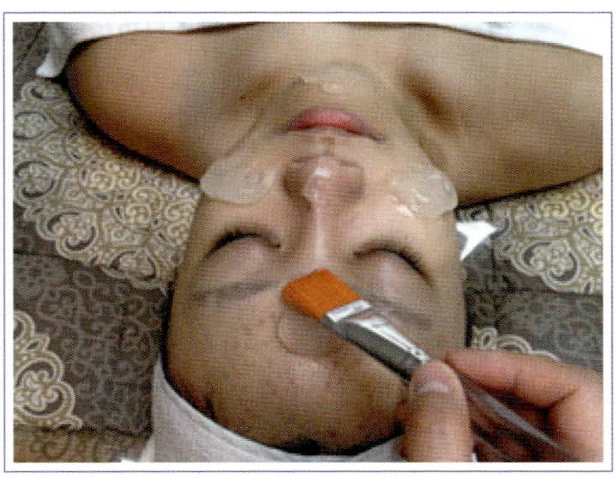

4 | 초음파관리超声波护理 chāoshēngbō hùlǐ

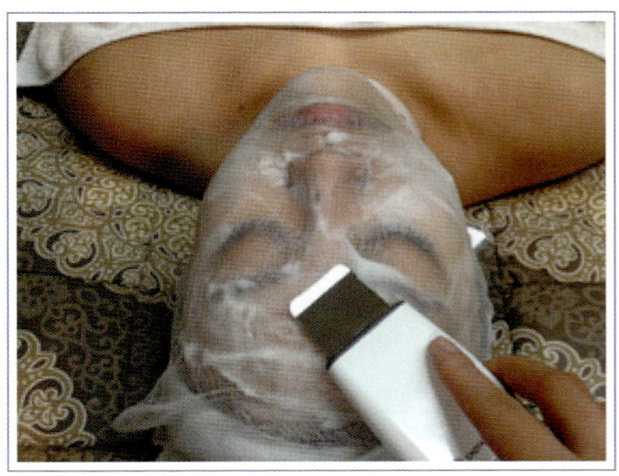

5 | HE-NE 레이저HE-NE 激光 HE-NE jīguāng

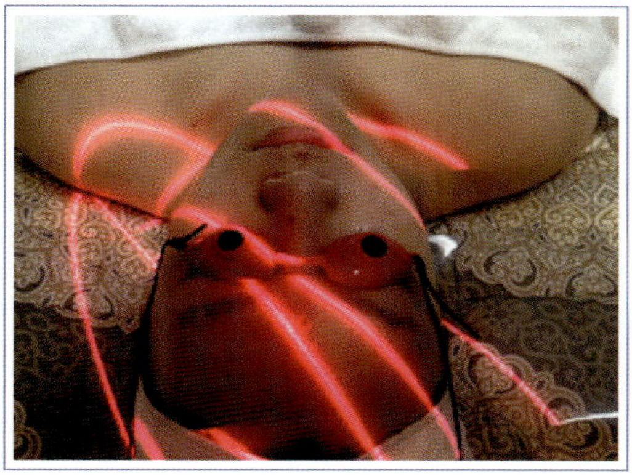

6 | 모델링마스크凝胶面膜 níngjiāo miànmó

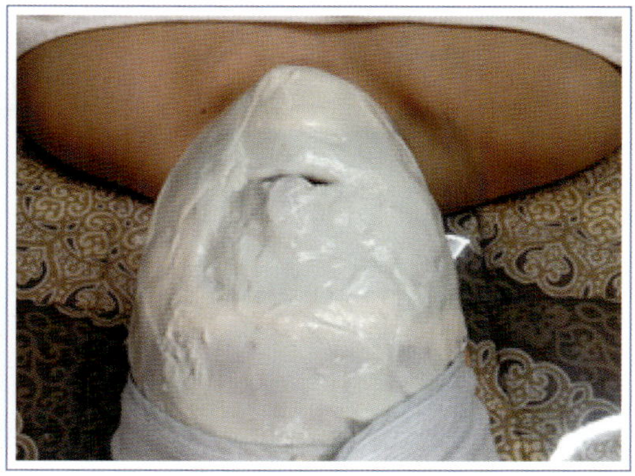

★★★ 유익한 피부정보

{ 피부타입별 특징 }

건성피부

건성피부는 피지샘에서 피지가 정상보다 적게 분비됨으로써 피부표면에 피지막이 제대로 형성되지 않은 상태에서 수분이 많이 손실되고, 수분부족 증상으로 인해 지나치게 건조해지거나 당기면서 피부표면에 각질이 일어나는 경우이다.

- **시각적 특징** : 모공이 작고, 윤기가 없으며, 각질이 일어남
- **촉각적 특징** : 거칠고, 우툴두툴함
- **감각적 특징** : 당김이 있고 건조하고, 따갑고, 가려움

지성피부

지성피부는 피지샘에서 피지가 많이 분비됨으로써 피부표면이 쉽게 번들거리고, 모공이 크며, 정상피부나 건성피부에 비해 피부가 두껍게 보인다.
지성피부는 피지샘의 기능이 활성화되어 피지가 정상보다 많이 분비되는 피부를 말한다.

- **시각적 특징** : 피부표면이 번들거리고, 모공이 크고, 칙칙하고, 피부가 두꺼움
- **촉각적 특징** : 촉촉하고, 부드럽고, 탄력이 있음

복합성피부

복합성피부는 말 그대로 피부 상태가 부위별로 일정하지 않고, 혼합된 피부이며, 대체적으로 T존 부위는 지성인 상태이지만 양 볼과 다른 부위는 정상피부이거나 건성피부 상태를 나타낸다.

- **시각적 특징** : T존 부위가 번들거리고, T존 부위 모공이 크고, 볼 부위가 건조함
- **촉각적 특징** : 약간 거칠고, 약간의 뾰루지가 있음
- **감각적 특징** : 볼 부위가 당김

예민피부

피부상태가 정상피부에 비해 조절기능 또는 면역기능이 극히 저하되어 사소한 자극에도 강하게 감지되어 반응을 나타내는 피부를 의미한다.

- **시각적 특징** : 반투명하고, 피부결이 곱고, 간혹 모세혈관이 보임, 붉음증, 발진
- **촉각적 특징** : 매끄럽고, 얇음
- **감각적 특징** : 가끔 가렵고, 따끔거림, 알레르기 반응

노화피부

나이가 들면서 점진적으로 일어나는 퇴행성 변화로, 기능적·구조적 변화가 일어나며 외부환경에 대해 반응능력이 떨어지는 현상을 노화라 한다.
이렇게 피부 노화 현상이 나타나는 원인으로 내인성 노화와 광노화가 있다.

내인성 노화와 광노화의 임상적 특징

내인성 노화	광노화
피부표면에 가늘고 얕은 주름	골이 깊은 주름
피부표면의 건조현상	피부표면이 거칠어짐
피부가 얇아짐	피부가 두껍고 단단해짐
피부가 처짐	
피지분비가 감소됨	여러 가지 색소 질환이 발생
모세혈관이 감소됨	모세혈관이 확장됨
피부의 양성종양	광선각화증과 피부암 유발

피부타입에 따른 관리원칙

	피부타입	일반적인 관리원칙
기본 피부타입 (유전)	정상피부	보호
	지성피부	피지제거, 신속한 수분공급, 가벼운 보호
	건성피부	풍부한 보호, 수분공급
과도기 피부타입	피부표면 수분부족피부	보호, 수분공급
	예민피부	보호, 수분공급, 미세혈액순환 촉진
	여드름 피부	피지제거 / 각질제거 / 박테리아 성장억제, 수분공급 / 미세혈액순환 촉진, 가벼운 보호
후천결과 피부타입	기미피부	보호, 수분공급, 미세혈액순환 촉진, 각질제거
	노화피부	보호, 수분공급, 미세혈액순환 촉진, 각질제거

참고문헌

김선영(2014). 메디컬스킨케어임상실무. 정담미디어.

김연정 외(2014). 실무 미용성형중국어. 가담플러스.

김유정 외(2013). 메디컬스킨케어. 구민사.

매일경제. 한류열풍. 네이버 지식백과.

안용훈 외(2011). 의료관광중국어. 백산출판사.

정형기 외(2014). 의료관광중국어. 범한.

화장품전문가협회 교육자료

http://terms.naver.com/

http://www.themeskin.kr/

http://www.roothair.kr/

http://www.deluxeps.com/

http://www.roseclinic.co.kr/

http://www.ltool.net/

memo

저자
이현옥

건국대학교 향장학과 향장미용 전공 석사졸업
화장품전문가협회 수석강사
강남테마피부과, 루트모발이식센터 총괄부장
여주대학교 뷰티미용과 외래교수

저자
박현아

중국해양대학 관광경영학과 우수졸업
의료미용, 무역 통, 번역 프리랜서
중국어 회화 및 HSK강사

감수
전연(田燕) (중국어)

전) 청도한국문화센터, 청도대학CLS,
청도JTL어학훈련담당
전) 중국어 중, 고급 및 HSK강사
전) HSK학원장

감수
이학규 (피부과)

강남테마피부과 원장
중앙대학교 의과대학 외래교수
대한네트워크병의원협회 이사

감수
이윤주 (모발이식)

루트모발이식센터 원장
중앙대학교 의과대학 외래교수

감수
노상훈 (성형외과)

디럭스성형외과 원장
국립중앙의료원 성형외과 전문의
남경의과대학교 성형외과 교수

의료미용 **중국어**

초판인쇄 | 2016년 10월 1일
초판발행 | 2016년 10월 5일

저자 | 이현옥 · 박현아
감수 | 이학규 · 이윤주 · 노상훈 · 전연(田燕)
발행인 | 조규백
발행처 | 도서출판 구민사
(07299) 서울특별시 영등포구 당산로2길 12, 1004호

전화 | (02) 701-7421(~2)
팩스 | (02) 3273-9642
홈페이지 | www.kuhminsa.co.kr
등록 | 제14-29호 (1980년 2월 4일)
ISBN | 979-11-5813-305-4 [13710]
값 | 18,000원